海外館藏中醫古籍珍善本輯存（第一編）

第一册

劉金柱　羅彬　主編

醫便

廣陵書社

圖書在版編目（CIP）數據

海外館藏中醫古籍珍善本輯存. 第一編 / 劉金柱，羅彬主編. -- 揚州 : 廣陵書社，2023.12
ISBN 978-7-5554-2216-7

Ⅰ. ①海… Ⅱ. ①劉… ②羅… Ⅲ. ①中醫典籍－善本－匯編 Ⅳ. ①R2-5

中國國家版本館CIP數據核字(2024)第003825號

書　　名　海外館藏中醫古籍珍善本輯存（第一編）
主　　編　劉金柱　羅　彬
責任編輯　鄒鎮明

出版發行　廣陵書社
揚州市四望亭路 2-4 號　　郵編　225001
（0514）85228081（總編辦）　85228088（發行部）
http://www.yzglpub.com　　E-mail：yzglss@163.com
印　　刷　天津和萱印刷有限公司
開　　本　880 毫米 ×1230 毫米　1/32
印　　張　777.75
版　　次　2023 年 12 月第 1 版
印　　次　2023 年 12 月第 1 印刷
標準書號　978-7-5554-2216-7
定　　價　16800.00 元（全 52 册）

出版説明

一、中醫典籍乃國之瑰寶，是造福人類之良方。鑒于諸多中醫典籍已失傳或流失海外，本書旨在搜集海外館藏中醫經典古籍，以期健全中醫文獻體系，構建中醫研究理論。

二、本書秉持遵循古籍原貌之準則，將海外館藏中醫經典古籍以原典影印方式輯存，其中涉及日、朝等外文典籍部分亦保留原貌，以示中醫典籍在東亞漢文化圈之重要性與傳播力。

三、本書收録海外館藏中醫經典古籍主要來源于日本早稻田大學圖書館藏、美國普林斯頓大學葛思德東亞圖書館等海外重要圖書館，版本主要有清代刻本、日本和刻本及朝鮮刻本等。

四、本書共收録海外館藏中醫經典古籍四十二種，爲便于查閱，將其分爲醫經醫理類、仲景方書類、醫案醫話類、醫方類、診法類、針灸推拿類、本草類、臨證綜合類（婦科、兒科）等八個門類。

總目録

醫經醫理類

醫便

〔明〕王三才　輯　張受孔　姚學顔　重訂　人瑞堂

太醫院重訂

醫便

人瑞堂鄭襟白梓

醫便序

寄翁文[illegible]

道術亂而世法岐操術岐而人心惑岐故多病惑則迷方世之貿貿於對症也夫豈朝夕故吾夫子敎人拔去病根

而一言蔽之曰能近取譬可
謂仁之方也已然則堯舜之
猶病與支離之神全其要渺
政可想見如必待盧華越人
而後已病則世所寄命之道

蓋寡矣嗚呼此余有感於醫
便之所由作也按是編爲王
侍御公按秦時所輯久之以
叅知劉公分守吳興益廣其
傳余先公得而寶之爲補其

提綱以資省覽蓋故直指陳岷麓公令清溪時所遺也先公故喜談醫又時時軫余善病每討偕必授與俱行及余出入宦邸嘗比於孝經大小

學無須臾敢去案頭而江表之役尤十七在呻吟間反而取諸槖中罔不應手即不乏習盧華越人而精其傳者大都匪是則無以佐其不逮蓋

近取若斯之效也惟是紙故
墨諭而俯仰往今其人又俱
爲異物懼其久而失傳故乘
息肩稍暇事復新之非敢必
世之不惑不歧姑以行吾所

信有如此者

巡按直隸監察御史姚江念

之道人徐應登題

醫便卷一

海陽 張受孔心如父

姚學顔伯愚父 重訂

提綱

補陰丸一

丹溪謂人陽常有餘陰常不足宜常補其陰使陰與陽齊則水升火降人惟以腎氣爲本故此方專滋補腎水

枳實丸二
內經以脾土旺能生萬物以胃氣之法地一補
一消制其太過
蒼朮丸三
專治不足之氣血諸血百損遍身痰凝氣滯風
濕麻痺眼目昏花腰疼頭暈手足欠順遺泄便
濁胎前產後赤白淋濊皆治
補天大造丸四

增養元氣延年益嗣壯陽光溫坎水降离火虛
勞房室過度之人五心煩熱四十巳後尤宜常
服接補真元以躋上壽

四物湯五

治男婦血虛諸症婦人之總藥

四君子湯六

治男婦氣虛脾胃諸症

八物湯七

氣血虛用卽前二方合用

十全大補湯 八

治男婦諸虛五勞七傷生氣血補脾胃卽前八物湯加黃芪一錢二分肉桂八分薑棗煎服

補中益氣湯 九

治勞倦傷脾喜怒憂恐耗損元氣榮衛不調乃生寒熱皆脾之氣不足此方主之

人參飲 十

人遇勞倦辛苦過多即服此方免生内傷發熱之病主於補氣

當歸飲十一

人遇勞心思慮損傷精神頭眩目昏心虚氣短驚悸煩熱補血爲主

補陰散十二即滋陰降火湯

治陰虚火動盗汗發熱咳嗽吐血肌肉消瘦酒色過傷

柴胡梅蓮散十三
治骨蒸勞熱三服即除

地仙散十四
治人四十巳上患瘵怯且不必補即先退潮熱

有接天梯之術

六味地黄丸十五
治腎虚損形體顦顇寢汗潮熱發熱五臟齊損
瘦弱虚煩骨蒸痿弱下血亦治腎消渴赤白濁

俱効

人參固本丸 十六

清心補水養血滋陰

秋石四精丸 十七

治腎虛盜汗腰痛

安神定志丸 十八

清心肺補脾腎安神定志消痰去熱勤政勞心

讀書克著奇効

八寶丹 十九

平調氣血滋補五臟

加味坎離丸 二十

能生津益血升水降火清心明目上盛下虛服

之極効

十精丸 二十一

補虛明目多用極効

太極丸 二十二

藥有五味各主五臟可使調和故曰太極

四靈丹二十三

精力倍加胃氣强健飲食日增壽故彌長

滋腎丸二十四

平補氣血滋陰降火少年血氣素弱女人亦宜

大補陰丸二十五

滋補下元滋陰降火酒色人年五十以上服之

極効

加味瓊玉膏　二十六

補血益損清金水以滋化源老少虚損極効

山精丹　二十七

健脾除濕去火消痰

還元丹　二十八

養脾補腎老人尤宜常服脾泄腎泄俱効

玉柱杖　二十九

填精益腎烏鬚黑髮延年益壽方士以爲服食

二至丸 三十

清上補下第一方價廉而功大常服奇効

天門冬膏 三十一

滋陰降火清肺補腎充旺元陽久服延年耳目聰明如童子

十珍膏 三十二

補養血氣調理脾胃清肺滋腎大病後調補要藥

何首烏丸　三十三

補益腎肝聰耳明目却病延年第一藥也

經驗何首烏丸　三十四

老人衰弱血氣不足遺尿失禁鬚髮斑白瀛熱

相驟腰背疼痛齒酸脚軟行步艱難眼目昏花

久服應効不述

四製黄柏丸　三十五

此藥與前方兼服

長春丹 三十六

補益腎肝聰耳明目却病延年

神僊長春廣嗣丹 三十七

治五癆七傷形顏衰朽中年陽事不舉精神短少鬚髮先白左癱右瘓婦人下元虛冷久不孕育累經奇驗

延齡育子丸 三十八

少年斲喪終年無子女人不育夫婦齊服一料

醫傳　秘編

卽孕經驗信非虚言

秘傳六神丸　三十九

固真育子累有奇効

龜鹿二仙膏　四十

專治男婦虚損久不孕育或多妾少男服此百

日卽孕生男應驗

秋石乳酥丸　四十一

補養血氣接續真元降陰火生腎水此以真補

眞之妙藥

小接命丹　四十二

男婦氣血衰弱痰火上升虛損困憊癱瘓中風身體疼痛行履不便極効

長春眞人保命服食　四十三

諸虛百損五癆七傷手足頑麻面黃虛耗陽事不擧頭眩惡心飲食少減補諸虛添精髓返老還童黑髮生齒大有神效

能令瘦者肥老者健常服極効

辟穀休糧方四十八

此方亦平和有理但未經試

芎芷藿蘇散四十九

春初人事勞擾饑飽失時或解衣觸冒致成内傷外感頭疼發熱嘔吐脇脹鼻塞咳嗽生痰聲重一二服即愈忌葷腥三五日

芎蘇香葛飲五十

春月感冒傷寒山嵐瘴毒人感觸之頭疼身痛
惡寒發熱人迎脉浮者大是
九味羌活湯五十一
解利春夏秋傷寒熱病極穩
六神通解散五十二
春末夏初傷寒時行熱病表發甚捷凡瘟疫初
起預用藿香正氣散煎一大鍋每人服一碗已
病用九味羌活湯并服

芎芷香蘇散　五十三

春月傷風鼻塞聲重清涕咳嗽痰壅氣逆脉浮緩者是

加減藿香正氣散　五十四

治非時傷寒頭疼憎寒壯熱痞悶嘔吐時行疫癘山嵐瘴瘧不服水土等症

加減補中益氣湯　五十五

治飲食勞力讀書勤政傷神饑飽失時瘧狀發

熱惡寒頭疼身痛勞極復感風寒則頭痛如破
是外感傷寒之症不可發表以致傷人

附子理中湯 五十六

治房勞內傷寒邪中陰面青腹痛六脉沉微無
頭疼大熱宜用陽症不用

生姜五苓湯 五十七

治大飲冷水傷脾過飲酒而傷氣

半夏神麴湯 五十八

治過食寒冷硬物瓜菓致傷太陰厥陰嘔吐痞

悶腹痛惡食此治傷之輕者

神保丸五十九

消一切生冷積滯此治傷之重者

枳實淸皮丸六十

治食熱物過傷太陰厥陰嘔吐膨脹下痢

萬病遇仙丹六十一

治濕熱内傷血分之重者

加味小青龍湯 六十二
治春初寒邪傷肺咳嗽
升麻葛根湯 六十三
治大人小兒時氣瘟疫發熱頭疼及瘡疹已發未發疑似之間竝宜服之極穩
防風通聖散 六十四
通治諸風濕熱瘡毒時行熱病
加味治中湯 六十五

治春月肝木乘脾腹痛久瀉不止

人參敗毒散六十六

治感冒非時傷寒頭痛身熱拘急憎寒壯熱及

時行瘟疫熱毒 附單方

瘟疫不相傳染二方六十七

神木散六十八

治閩廣山嵐瘴氣不伏水土等症

紫金錠六十九

治山嵐瘴氣并嶺南兩廣蠱毒若從宦於此纔覺意思不快即服一錠或吐或痢隨手便瘥又誤中一切毒物若牛馬六畜中毒亦以此藥解之

發散傷寒單方 七十 附發散傷風單方

注夏病 七十一

夏初春末頭疼脚軟食少體熱精神困倦名曰注夏病屬陰虛元氣不足此方治之

生脉散七十二

止渴生津救天暑之傷庚金夏至後宜常服之

益原散七十三

治暑月身熱小便不利　附身熱汗出惡寒而渴者名曰中暍此方主之一名六一散

人參白虎湯七十四

夏月發熱惡寒身重頭痛小便澁毛聳手足冷前板牙燥表裏中暍也

黄連香薷飲 七十五
治傷暑腹痛自汗惡心或吐或瀉身熱
清暑益氣湯 七十六
治長夏濕熱蒸人人感之則四肢困倦精神減
少懶於動作胸滿氣促肢節疼痛或氣高而喘
身熱而煩心下膨悶小便黄而數大便溏而頻
或痢或渴不思飲食自汗體虛
六和湯 七十七

治心脾不調氣不升降霍亂轉筋嘔吐泄瀉寒熱交作痰喘咳嗽胸膈痞滿頭目昏痛肢體浮腫嗜臥倦怠小便赤澁或痢疾中酒煩渴并婦人胎產嘔吐立効 附霍亂吐瀉論 附濕症

加味胃苓半夏湯 七十八

治諸濕隨症加減

山精丸 七十九

治健脾去濕息火消痰養血 方見滋補類

附薏苡仁粥 方見養老類　附泄瀉五症

加味胃苓湯 八十

治諸瀉痢

加味香炒枳朮丸 八十一

治飲食所傷脾胃不和欲作瀉痢並七情所傷

痞悶嘔血不思飲食瀉痢後理脾胃去餘滯此

藥一運一動一補一消極有奇効

參苓白朮丸 八十二

治瀉痢後調理脾胃極効　附老少脾泄久不愈方

養脾進食丸　八十三

治瀉痢後脾胃虛弱飲食減少　附瘧症論

柴苓平胃湯　八十四

治瘧初起熱多寒少宜此方分利

清脾飲　八十五

服前方一二服不止即服此方　附常山飲截

瘧神方

加味補中益氣湯　八十六

瘧後調理脾胃餘熱　附露姜飲脾胃聚痰發

爲瘧

呪山方　八十七

治瘧不問新久一次即愈

枳殼大黄湯　八十八

痢初一二日元氣未虚用此方下之　附痢論

止痢極効方 八十九

痢既下之後即以此方止之

二妙香連丸 九十

治赤白痢立効 附萬氏治痢十法 附火症

丹陽散火湯 九十一

治男婦四肢發熱筋骨間熱表熱如火燎於肌

膚捫之烙手此病多因血虚而得或過食冷物

鬱遏陽氣於脾土之中並治此火鬱發之義也

論

參蘇飲九十八

治秋月傷寒發熱頭疼咳嗽或中脘痞滿嘔吐痰水寬中快膈不致傷脾感冒風邪鼻塞憎寒壯熱名曰重傷風服之極効　附秋諸症論

十六味木香流氣飲九十九

治男婦五臟不和三焦氣壅心胸痞悶咽塞不通腹脇脹滿嘔吐不食上氣喘急咳嗽痰盛面

目浮四肢腫小便秘大便結憂思太過陰陽之氣鬱結不散壅滯成痰脚氣腫痛并氣攻肩背脇肋走注疼痛並宜服之

五膈飲子 一百

治七情鬱結等氣或脹痛或走注攻痛

開鬱湯 一百一

惱怒思慮氣滯而鬱一服卽効

鐵瓮先生交感丹 一百二

貧富貴賤終身不得意婦人七情鬱結並治

加味越鞠丸　一百三

常服調脾開鬱思食

加味犀角地黄丸　一百四

治吐血嘔血衄血並諸失血乃火載血上錯經

妄行其脉必芤此方主之身熱脉大難治血症

復下惡痢易愈　附潮熱論　又二方

玄霜膏　一百五

治吐血虛嗽

生地黄飲 一百六

治下焦痛爲血淋不痛爲溺淋 附小兒溺血

清心蓮子飲 一百七

治遺精夢泄赤白濁

金櫻煎丸 一百八

治夢遺精滑小便後遺瀝或赤白濁

歸脾湯 一百九

四物三黄湯　一百十三
治目赤暴發雲翳赤腫痛不可忍
石膏羌活散　一百十四
久患眼目不覩光明遠近内外氣瘴風熱上攻
昏暗
加味羊肝丸　一百十五
治一切目疾翳膜内外障
養神夜光丸　一百十六

明目去翳障　防洗眼二方

清胃散　一百十七

胃熱牙根腫牽引頭惱俱痛或面發熱並效

附風蟲牙疼痛不止

白蒺藜散　一百十八

治牙疼根腫動揺常擦固齒　附烏鬚固齒方

治陰虛氣鬱牙出䶬血　一百十九

附舌上出血　附小兒走馬牙疳

蒁濟丹　一百二十

治口舌瘡 附小兒口瘡不下乳 附聤耳丸

治鼻流涕不止名曰鼻淵

治血熱入肺名曰酒查鼻 一百二十一

附喉痺十八症 附青龍膽治咽喉閉塞單雙娥

牛旁子散 一百二十二

治風熱上攻咽喉閉塞或成癰瘡潰爛

烏鬚羊肝丸 一百二十三

不獨烏鬚亦能明目　附染鬚方

冬月諸症治例　中風口禁先用通關散後用此

方

通關散　一百二十四

治中風吹鼻

愈風散　一百二十五

治半身不遂手足欠利語言費力口眼歪斜

目昏痰火骨痛頭痛心悸

烏藥順氣散 一百二十六

治男婦風氣攻注四肢骨節疼痛手足癱瘓語言澁筋攣脚氣腰軟婦人血氣老人冷氣胸膈脹滿心腹刺痛吐瀉腸鳴等症

豨薟丸 一百二十七

治肝腎風氣四肢無力筋骨疼腰膝痿弱二十五般風眼此丸不可盡述

搜風順氣丸 一百二十八

治三十六風七十二氣上熱下冷腰脚疼四肢
軟黄瘦下瘻氣塊老人尤宜

五積散 一百二十九
治冬月傷寒婦人經候不調並宜服

加減消風百解散 一百三十
冬月傷感風寒頭疼身體痛四肢倦痰壅喘嗽
唾稠自汗惡風並治

清肺子飲 一百三十一

紅花當歸丸　一百五十五

治婦人血臟虛損經候斷續不調積瘀成塊腰腹刺痛肢體瘦弱

濟陰百補丸　一百五十六

治婦人勞傷氣血不足陰陽不和作寒熱心腹痛胎前後竝用

赤白帶神方　一百五十七　附固真湯治赤白帶下臍下甚痛二服即効

凉血地黄湯　一百五十八

治婦人血崩明是血熱妄行豈可作寒論治宜

徐徐調理

六合散　一百五十九

血崩不止諸藥不効此方立止

保胎丸　一百六十

專治累經墮胎久不育者宜服過七月則妥矣

安胎飲　一百六十一

治胎動胎漏不安一服立効

加味六君子湯 一百六十二

姙娠時作嘔吐名惡阻宜此方

芎蘇散 一百六十三

姙娠傷寒頭疼身痛發熱胸膈煩悶兀兀欲吐

禁汗吐下止宜和解 方見春類 附姙娠傷寒

護胎法

十聖散 一百六十四

小產一症多因婦人氣血不足
三合濟生丸 一百六十五
治臨產艱難雖一日不下服此自然轉動下生
催生不傳遇仙丹 一百六十六
治難產 附胎衣不下神方 又方
橫生逆產方 一百六十七 又方用針 附血暈
昏迷欲死
清蒐散 一百六十八

能發聲謂之夢生　又方

急驚神方　一百七十二　附慢驚三方

秘傳牛黄清心丸　一百七十三

治小兒驚風大人中風中痰中氣一切風痰之

症

回生錠　一百七十四

慢驚聖藥一錠即有起死回生之功頃刻見効

故名回生急驚亦可

秘傳黑神丸 一百七十五
治急驚風垂死者一服可活 附治慢急驚風
中風二方
千金肥兒丸 一百七十六
治小兒疳症肚大筋青潮熱咳嗽胸前骨露調脾胃養血氣消積殺蟲散疳熱
消疳餅 一百七十七
治諸疳積累試極驗兒又肯吃 附小兒吐瀉

論

加減錢氏白术散一百七十八

治吐瀉極效

香橘餅一百七十九

治小見癖積下痢乂瀉不止冷熱不調赤白相雜小腹疼痛禁口不食裡急後重日夜無度經乂不瘥致脾虛脫肛不收竝治

白术助胃丹一百八十

治小兒吐瀉大能和脾胃進飲食化滯磨積

治小兒傷食乳宜服此方消導之　一百八十一

附後方調補脾胃止瀉

磨積錠　一百八十二

治小兒一切積滯

惺惺散　一百八十三

變蒸一症乃小兒蒸皮長骨變幻精神不須服

藥其有兼傷風寒咳嗽痰涎鼻塞聲重蒸蒸發

熱宜服此藥　附麻症斑疹論

消毒飲　一百八十四

治斑疹熱甚紫黑者或痘未出時亦宜服　附

順逆險三法論　附保元湯

加味保元湯　一百八十五　附牛旁子散

神功消毒保嬰丸　一百八十六

治小兒未出痘時每遇春分秋分日進一丸其

痘毒即漸消化只服一二次者只得减半若服

三年六次其毒盡化必保無虞屢驗

小兒初生 一百八十七 附撮口 附小兒初生

大小便不通

大一丸 一百八十八

治小兒百病隨症調引

却病延壽丹 一百八十九

年高人便覺小水短少即是病進宜服此方

三子養親湯 一百九十

老人苦於痰喘咳嗽氣急胸滿艱食不可妄投蕩滌峻利之藥反耗真氣

加味地黃丸　一百九十一

老人陰虛筋骨痿弱無力面造瘦悴食少痰多嗽喘滿短澁陽痿足膝無力瘦弱腎氣久虛憔悴寢汗發熱作渴

加味搜風順氣丸　一百九十二

老年常服潤利臟腑永無癱瘓痰火之病　方見

冬類

固本酒一百九十三 附菖蒲酒 菊花酒 冬

青子酒 紫蘇子酒四方

豬腰子粥一百九十四 附黃雞粥 羊肉羊髓

粥 芡實蓮肉粥 薏苡仁粥

法製豬肚一百九十五 附牛髓膏 開胃炒麵

糯米粉

萬靈膏一百九十六 附加味解肌湯 附老太

加味紫蘇飲

柴胡三稜飲　一百九十七

治小兒食積

黃連磨積丸　一百九十八

治一切痰飲痰積積聚拂鬱脇下悶飲食不消

吐逆眩暈

蘇合丸　一百九十九　附抱龍丸　附牛黃丸

活絡丹　梁木灣方

經驗肥兒丸二百　附蟾酥五疳丸　附金不換

三七經驗方

牙牀腫痛二百一

因食辛熱之物致以下牀腫痛屬手陽明之藥

擦牙散二百二　附痢症　痢方　肚疼　後重

紅白痢相兼三方

白痢久胃弱氣虛或下後未愈減者用二百三

附紅痢久胃弱氣虛或下後未愈減者用　附

血痢 附赤黑相兼小便赤澁 痢久後重大
腸墜下 嘔吐食不下
金華散 二百四
專治紅白痢久不愈者爾効 附瘧二方 附
松梅丸
加味滋陰大補丸 二百五
主養血氣滋腎固陽潤體育神久服延年
參术啓脾丸 二百六

補脾益神壯元化痰靈飲食久服肥健延年

固齒烏鬚補腎散治牙疼 二百七 附治牙疼煎

藥方

羊肝餅 二百八

治小兒驚積左脇下有塊女人血瘕發熱瘦弱

若積塊在右爲食積宜貼阿魏膏不宜喫此餅

治天泡瘡 二百九

治眼方 二百一十 附洗點眼方 又洗眼方

治產後心風二百一十七　附產後惡露不通欲

死者　附產後尿胞落

治痢二百一十八　附久痢不愈　附又方　血

痢

治遍身瘋痛二百一十九　附遍身走瘋

治痘毒二百二十

治痞積二百二十一

治便毒二百二十二　附便毒不收口

醫便提綱終

醫便卷一

海陽　張受孔心如父
姚學顏伯愚父　重訂

飲食論

人知飲食所以養生，不知飲食失調亦能害生。故能消息使適其宜，是賢哲防於未病。凡以飲食無論四時，常欲溫煖，夏月伏陰在內，煖食尤宜。不欲苦飽，飽則筋脉横解，腸澼爲痔。因而大飲則氣乃大逆養生之道不宜食後便臥及終日穩坐皆能從凝結氣血久則損壽食後常以手摩腹數百遍仰面呵氣數百口趑趄緩行數百步謂之消食後便臥令人患肺氣頭風中痞之疾蓋榮衛不通氣血凝滯故爾是以食訖常行步躊躇有作修為乃佳語曰流水不腐户樞不蠹以其動也食飽不得速步走馬登高涉險恐氣滿而激致傷臟肺不宜夜食蓋脾好音聲聞聲即動而磨食日入之後萬

欝都絶脾乃不磨食食即不易消不消即損胃損胃即不受穀氣穀氣不受即多吐多吐即爲翻胃之疾矣食欲少而數不欲頓而多常欲飽中饑饑中飽爲善爾食熱物後不宜再食冷物食冷物後不宜再食熱物冷熱相激必患牙疼瓜果不時禽獸自死及生鮓煎煿之物油膩難消粉粥冷淘之類皆不宜食五味入口不欲偏多多則隨其臟腑各有所損故鹹多傷心甘多傷腎辛多傷肝苦多

傷肺酸多傷脾內經曰多食酸則脉凝澁而變色多食苦則皮槁毛拔多食辛則筋急而爪枯多食酸則肉胝皺而唇揭多食甘則骨肉痛而髮落偏之爲害如此故上士澹泊其次中和此飲食之大節也酒飲少則益多則損惟氣暢而止可也飲少則能引滯氣導藥力調肌膚益顔色通榮衛辟穢惡過多之而醉則肝浮膽横諸脉衝激由之敗腎毀筋腐骨傷胃久之神散魄消不能飲食獨與酒宜

圭死無日矣飽食之後尤宜忌之飲覺過多吐之爲妙飲酒後不可飲冷水冷茶被酒引入腎中停爲冷毒久必腰膝沉重膀胱冷痛水腫消渴攣躄之疾作矣酒後不得風中坐卧袒肉操扇此時毛孔盡開風邪易入感之令人四肢不遂不欲極饑而食饑食不可過飽不欲極渴而飲渴飲不可過多食過多則結積飲過則成痰癖故曰大渴勿大飲大饑勿大食恐血氣失常卒然不救也嗟乎善

養生者養内不善養生者養外養内者恬澹臟腑調順血氣使一身之氣流行冲和百病不作養如者恣口腹之欲極滋味之美雖肌體充腴容色悅澤而酷烈之氣内蝕臟腑精神虚矣安能保合太和以臻遐齡莊子曰人之可畏者衽席飲食之間而不知爲之節誡過也其此之謂乎

男女論

天地氤氳萬物化醇男女媾精萬物化生此造化

之本源性命之根柢也故人之大欲亦莫切於此嗜而不知禁則侵尅年齡吞食精魄闇然不覺而元神真氣去矣豈不大可哀哉或問抱朴子曰傷生者豈非色慾之間乎曰然長生之要其在房中上士知之可以延年袪病其次不以自伐下愚縱欲損壽而已是以古人知此恒有節度二十以前一日復二十以後三日復三十以後十日復四十以後一月復五十以後三月復六十以後七月復

又曰六十閉戸蓋時加樽節保惜眞元以爲身之主命不然雖勤於吐納導引藥餌之術而根本不固亦終無益内經曰能知七損八益七者女子之血八者男子之精也則血氣精氣二者可調不知用此則早衰之漸也故年四十而陰氣自半起居衰矣五十體重耳目不聰明矣六十氣血大衰九竅不利故曰知之則强不知則否智者有餘自性而先行愚者不足察行而後學固能老而壯壯而治而壽命可保

矣

補陰丸一　丹溪謂人陽常有餘陰常不足宜常補其陰使陰與陽齊則水升火降人惟以腎氣爲本故此方專滋補腎水此丹溪前賢之法天也

黄柏去皮鹽酒炒　知母去皮鹽酒炒　龜板去弦酥炙各二兩浮

懷慶熟地黄酒蒸九次晒乾五兩　瑣陽酥炙二兩　甘州枸

杞子去梗三兩　北五味子去梗一兩　白芍藥酒炒　天

門冬去心各二兩　乾薑炒紫色三錢冬月五錢

右爲細末煉蜜爲丸如梧桐子大每服八九十丸空心炒鹽湯送下冬月溫酒不飲酒者清米湯下

理脾胃加山藥白术白茯苓各二兩 陳皮一兩

○固精加牡蠣煅童便淬七錢 山茱萸肉二兩 白术七錢

○壯煖臍腰膝加虎脛骨酥炙 漢防已酒洗 牛膝去蘆酒洗各一兩

枳术丸 二、 內經以脾土旺能生萬物此東垣前賢以胃氣之法地故用此方一補一消制其太過補

其不足也

枳實一兩去穰麩炒　白术二兩陳壁土炒

石爲末荷葉濃煎汁打老米粉糊爲丸用白湯下

七十丸不拘時服○閩廣吳浙濕熱地方加山查

肉神麯黄芩黄連蒼术各一兩○有痰加半夏

陳皮去白南星各一兩○有鬱加撫芎香附山

梔各一兩有熱加黄芩黄連當歸地骨皮酒炒

大黄各五錢

蒼术丸　三　一名鉛汞丸　一名秋石丸

此藥一十三味其効全在一製法也淨室中沐浴修合務得其法服此專調不足之氣血諸血百損徧身痰凝氣滯風濕麻痺眼目昏花腰疼頭暈手足欠順行履艱辛遺泄真精便濁不利及婦人胎前產後赤白淋漓服之並宜此藥清而不寒溫而不燥功不可盡述寶之

蒼术　茅山者佳用一斤半製爲末取細膏四兩入藥　此藥其性燥而辛烈去內外之濕

熱引經藥也行於表裏製爲膏者近以變其質猶伊尹放太甲於桐俾爲善以成濟世之功也　製法用糯米泔浸一日半撈起刮去粗皮見白晒乾又用童便浸一日半撈起清水洗淨晒乾又用煮酒浸一日半撈起晒乾仍用糯米泔澄清煮蒼术以爛爲度然後於陳米蒸飯蓋之用一層飯一層术上以荷葉蓋飯不泄穀氣爲妙去飯葉晒乾爲末

黃柏　八兩製爲末六兩入藥　此藥其性雖寒非芩連之苦此能通腎氣而瀉膀胱之火火動則水不寧用此者所以瀉火而寧腎水也　製法刮去粗皮剉碎用無灰好酒浸三日夜翻覆浸透晒乾用蜜拌黃柏拎砂鍋內着水半鍋以柳條扎核起水面上

鋪荷葉攤黃柏於葉蒸之以蜜浸進爲度取出晒乾如此拌蒸三次後用紙鋪鍋底隔紙炒茶褐色爲度爲細末

知母 製爲末六兩入藥　此藥其性潤而不寒虚弱之人火易動而水常涸所以用此味專補腎水蓋爲能製火之故也　製法剉碎用好酒浸三日晒乾隔紙炒焙爲末

枳實 四兩製爲末入藥　虚弱之人火最易動津液受尅而爲痰或膏粱味厚而爲痰蓄半夏化痰其性燥烈服之反渴渴增則飲飲愈飲愈濕受火邪而痰愈結也貝母去四種痰然能表而不能裏南星雖去痰然能上而不能下因於風者可用惟枳實之功不可勝計　製法剉碎與麩皮同炒茶褐色爲度去麩不用爲細末

白术 製爲末四兩入藥　此藥大能補脾虛弱之人胃火必勝而食易消愈消而愈食則脾豈有不損乎脾損則食不能尅化而用消導之劑則反傷脾胃脾胃受傷是無本矣豈能安乎然必用此以補脾猶修武備而樂寇也　製法砂鍋內隔紙以麸皮拌炒須不住手攪以聞藥味香無麸氣爲度去麸不用爲細末

當歸 製爲末五兩入藥　此藥其性溫治四等血病流者能止凝者能行虛者能補亂者能和虛弱之人火旺水衰血必受傷或流或止或凝或行故必用此以和之　製法用酒洗淨再用好酒浸一日半晒乾爲細末

熟地黄 製爲末五兩入藥　虛弱之人諸血最虛皆由心之耗而肝之枯也是以四肢

懈怠足不能履手不能持耳不能聽目不能視腸不能通而多結也故必用此以補一身之血　製法用好酒洗淨再用酒浸晒乾爲細末入藥

乾山藥　製爲末四兩入藥　此藥其性溫平主益中補虛除寒熱邪氣益氣力長肌肉治頭風止腰疼寧心肺潤皮毛治泄精健忘

白茯苓　製爲末三兩入藥　此藥其性去濕利小便潤胃氣伐腎邪瀉痰火久服安魂養神延年益壽而無消渴之患　製法刮去粗皮剉碎晒乾麸皮拌於鍋內隔紙炒以茶褐色爲度去麸爲細末

防風　製爲末三兩入藥　虛弱之人血損少則湊理不密而風邪易入必用此所以驅邪

之物防風之性威而不猛也

製法去蘆剉碎焙紙炒乾爲末

靈砂 五錢爲末入藥 虛弱之人心虛血少必多驚悸而夢寐不寧故用此以鎮之以水銀飛二次者靈砂也經云靈砂人服之養精神安魂魄益氣明目駐顏色

眞鉛 其鉛乃取室女天眞未行慾心未動而自然來者得純陰之正移陰補陽自然之理其功效不可勝言此物偶然不可得當取陰分之上其功亦不滅于眞鉛也用年少婦人乳三碗蓋乳者血之化也陰分之上則爲乳陰分之下則爲血所以用此者以血補血也虛弱之人身血必衰以此補之所謂布衣破而以布補之意也 用法將麪量入乳中打糊丸藥

眞汞即秋石也研末四兩入藥　此藥其性鹹能入腎而用童便煎者蓋因元氣之未洩而純陽之未喪煆煉而成亦眞元氣也虛弱之人精神必損故必用此藥以補之

右將前藥各另爲極細末總合拌勻仍用重羅羅過以煎乳糊爲丸如梧桐子大晒乾收入磁瓶内盛放每服五六十丸或七八十丸清辰鹽湯送下臨臥遠志湯送下

補天大造丸 四　專培養元氣延年益嗣壯陽光溫坎水降離火爲天地交泰若虛勞房室過度之人

五心煩熱服之神効平常之人四十以後尤宜常
服接補真元以躋上壽
紫河車一具取首生男胎者佳如無得壯盛婦
人者亦好先用鮮米泔將河車輕輕擺開換洗
米泔五次不動筋膜此乃初結之真氣也只洗
淨有草屑輕手取去將竹器盛於長流水中浸
一刻以取生氣提回以小瓦盆盛於木甑内蒸
自卯辰蒸起至申酉時止用文武火緩緩蒸之

極爛如糊取出先傾自然汁在藥末内畧和勻此天元正氣汁也河車放石臼内木杵擣一千下如糊樣通前藥汁末同和勻擣千餘杵集衆手爲丸此全天元眞氣以人補人最妙世所少知醫用火焙酒煮又去筋膜大誤又入龜板尤誤故特表而出之

厚川黄柏去粗皮酒炒一兩　川杜仲去粗皮酥炙斷絲一兩伍錢

川牛膝酒浸去蘆一兩伍錢　當歸身酒浸一兩　淮熟地黄

酒蒸九次忌鐵二兩　天門冬去皮心一兩半　淮生地黄酒洗一兩半　枸杞去梗一兩　麥門冬去心一兩五錢已上四味另用酒煮爛搗膏　陳皮去白淨七錢半　白朮去蘆炒一兩　、五味子去梗七錢　小茴香炒七錢　乾姜泡黑二錢　側柏葉採取嫩枝隔紙炒乾二兩　骨熱加牡丹皮去心　地骨皮去心　知母去皮各一兩酒炒　〇血虛加當歸地黄倍加　氣虛·加人參黄芪蜜炙各一兩　婦人去黄柏加川芎香附細實條芩俱酒炒各一兩　、

右藥各擇精製各秤淨爲末不犯鐵器用前蒸熟
河車搗爛并汁和爲丸若河車肥大量加些藥末
不必用蜜丸如梧桐子大每服百丸空心米湯下
有病一日二服按此方比古用之更効若禀氣虚
或斵丧太過太早者尤宜用之

四物湯五 治男婦血虚諸症爲婦人之總藥

川芎 當歸 白芍藥 熟地黄各等分

右用姜一片水煎服兼有他症照古法加減用

四君子湯六　治男婦氣虚脾胃諸症

人參一錢五分　白术三錢　白茯苓二錢　甘草一錢

右用姜棗煎煎食遠服兼有他症照古法加減用

八物湯七　氣血虚弱即前二方合用兼症亦照古法加減用

十全大補湯八　治男婦諸虚不足五勞七傷生血氣補脾胃即前八物湯一兩加黄芪一錢二分内桂八分姜棗煎服

補中益氣湯九 治勞倦傷脾喜怒憂恐耗損元氣榮衛不調乃生寒熱皆脾胃之氣不足此方主之

黄芪一錢五分 人參一錢三分 甘草七分已上三味除濕熱煩熱之聖藥也 白术一錢 當歸身一錢 陳皮七分 升麻 柴胡各五分

右用姜一片棗一枚煎服兼症照東垣法加減用

人參飲十 人遇勞倦辛苦過多即服此方免生内傷發熱之病主於補氣

黃芪蜜炙一錢半 人參一錢半 甘草炙七分 陳[illegible]
白术去白一錢 白术一錢二分 五味子二十粒打碎 麥門冬去心一錢

右用生姜二片大棗二枚水一鍾半煎八分食前服勞倦甚加熟附子四分

當歸飲十一 人遇勞心思慮損傷精神頭眩目昏心虛氣短驚悸煩熱即服此方補血爲主

人參一錢五分 當歸身一錢五分 麥門冬一錢 五味

子十五粒 白芍藥酒炒一錢 山梔五分 白茯神去皮心一錢 酸棗仁炒一錢 生地黃姜汁洗五分 甘草炙五分 陳皮五分 川芎五分

右用姜三片棗一枚水一鍾半煎八分食遠服

滋陰散即滋陰降火湯二十 治陰虛火動盜汗發熱咳嗽吐血身熱脉數肌肉消瘦少年中年酒色過傷成癆者服之極効

川芎一錢 當歸一錢三分 白芍藥一錢三分 黃柏[illegible]

蜜水浸火炙天門冬一錢去皮心白术炒一錢二分陳
皮去白七分乾姜炒紫色三分知母一錢蜜水拌炒生地
黃五分酒洗甘草炙五分熟地黃一錢
右用生姜三片水一鍾半煎八分空心服加減於
後欬嗽盛加桑白皮蜜炒馬兜苓各七分五味
子十粒○痰盛加半夏姜製貝母瓜蔞仁各一錢○盜
汗多加牡蠣酸棗仁各七分浮小麥一錢○潮熱盛
加沙參桑白皮地骨皮各七分○夢泄遺精加龍骨

牡蠣山茱萸各七分○赤白濁加白茯苓一錢　黃連三分○衄血欬血出於肺也加白皮一錢　黃芩山梔各五分炒○涎血痰血出於脾也加桑白皮貝母黃連瓜蔞仁各七分○嘔血吐血出於胃也加山梔仁炒黃連乾葛蒲黃炒各一錢○韮汁半盞姜汁少許○咯血吐血出於腎也加桔梗玄參側柏葉炒各一錢○如先血症或吐衄盛大者宜先治血治法輕少者涼血止血盛大者先消瘀血次止之○涼之蓄血來多必

有瘀於胸膈者不先消化之則止之凉之必不應也舊可久方宜次第檢用内唯獨參湯止可施於大吐血後昏倦脉微細氣虚者氣雖虚而復有火可加天門冬三四錢或如前所云陰虚火動潮熱盗汗欬嗽脉數者不可用參說見本草集要人參條下蓋此病屬火大便多燥然須節調飲食勿令泄瀉若胃氣復壞泄瀉稀溏則前項寒凉之藥又難用矣急宜調理脾胃用白术茯苓陳皮半夏神

麴麥牙甘草等藥俟胃氣復然後用前本病藥收
功後可常服補陰丸及葛可久白鳳膏等藥

柴前梅連散十三 治骨蒸勞熱三服而除

柴胡 前胡 烏梅 胡黃連各等分

右每服四錢加猪膽汁一枚猪脊髓一條韮白童
便煎服

地仙散十四 凡人年四十以下患勞怯且不必補只
先退潮熱調理可愈此方退潮熱如神方外有接

天樣之術宜先用此方

地骨皮二錢半　防風一錢五分　薄荷葉一錢五分

甘草稍炙一錢　烏梅七分半

右用水煎三次午後頓服

六味地黄丸十五　治腎氣虛損形體憔悴寢汗潮熱

發熱五臟齊損瘦弱虛煩骨蒸痿弱下血亦治腎

消泄瀉赤白濁俱効

山藥姜汁炒四兩　山茱萸去核淨肉四兩　白茯苓去皮

澤瀉去毛　牡丹皮去木各三兩　懷慶熟地黃酒蒸八兩

右爲末煉蜜爲丸如梧桐子大每服八九十丸空心白湯下

加附子製　桂心各一兩名八味丸治下部虚寒

人參固本丸十六　清金補水養血滋陰

天門冬去心　麥門冬去心　生地黃　熟地黃俱懷慶者各二兩四味熬膏晒乾取淨末四兩　人參去蘆一兩

右爲末煉蜜爲丸如梧桐子大每服八九十丸空

心白湯送下按古方四味酒煮搗膏人參末和丸不能用蜜且渣滓滯膈胃弱痰火人用多作痞悶今易此法甚効再加黄柏知母枸杞子各一兩五味子五錢尤妙

秋石四精丸七十 治腎虚盜汗腰痛

秋石童便煎者佳　白茯苓去皮堅實者先去皮人乳浸二日

芡實去殻　蓮肉去心皮二兩

右為末紅棗十二兩煮去皮核搗膏為丸如梧桐

子大每服八十丸清晨空心酒下一方有山藥薏苡仁小茴香各一兩名七精丸治症同上

安神定志丸十八 清心肺補脾腎安神定志消痰去熱臺閣勤政勞心燈窗讀書刻苦皆宜服之累用奇効

人參一兩五錢 白茯苓去皮 白茯神去心 遠志去心 白朮炒 石菖蒲去毛忌鐵 酸棗仁去殼炒 麥門冬去心各一兩 牛黃一錢另研 辰砂二錢五分草伏水飛另研爲衣

右爲末圓眼肉四兩熬膏和煉蜜三四兩爲丸如梧桐子大硃砂爲衣每服三十丸清米湯下不拘時日三服

八寶丹九十　平調氣血滋補五臟

何首烏　赤白各一斤竹刀刮去粗皮米泔水浸一宿用黑豆一斗每次三升三合以水泡漲每豆一層在底何首烏一層在上重重鋪畢用砂鍋柳木甑蒸之以豆熟爲度揀去豆曬乾又蒸如此九次將何首烏曬乾爲末聽用

赤茯苓　用竹刀刮去粗皮木槌打碎爲末用盆盛水將藥傾入盆内其筋膜浮水上者

去之沉盆底者留用如此三次濕團爲塊就用黑牛乳五碗放砂鍋内慢火煮之候乳盡入茯苓内爲度仍晒研爲細末淨用一斤

白茯苓　製如上法用人乳煮候煮乳盡晒乾爲末淨用一斤

懷慶山藥　姜汁炒爲末淨用四兩

川牛膝　去蘆酒浸一宿待何首烏蒸至七次再將牛膝同鋪豆上蒸二次研爲細末淨八兩

川當歸　酒浸一宿晒乾爲末淨用八兩

破故紙　用黑芝麻如數同炒芝麻熟爲度去芝麻將故紙研爲細末淨四兩

甘州枸杞去梗晒乾為末淨用八兩

兎絲子去沙土淨酒浸生芽搗為餅晒乾為末淨用八兩

一方有杜仲去粗皮姜汁炒斷絲為末淨八兩

右藥不犯鐵器各為末稱足和匀煉蜜為丸先丸如彈子大一百五十丸每日三丸空心酒浸下一丸午前姜湯浸下一丸晚下鹽湯浸下一丸餘藥丸如梧桐子大每服七八十丸空心鹽湯或酒送下此藥烏鬚黑髮延年益壽專治陰虛陽弱無子

者服半年即令有子神効忌黄白蘿蔔牛肉

加味坎離丸十二 能生津益血升水降火清心明目

蓋此方取天一生水地二生火之意藥輕而功用

大久服而取効速王道之藥無出于此上盛而虚

之人服之極効

川芎大而白者洗淨小的不用 當歸全用好酒浸三日洗淨晒乾

白芍藥好酒浸一日切片晒乾 甘州枸杞子去梗

女貞實即冬青子冬至日採蜜水拌九蒸九晒淨各四兩

懷慶熟地黃八兩，一半和砂仁一兩，以絹袋盛放罐底，用酒二碗煮乾，去砂仁不用；一半用白茯苓二兩研末，如前用酒一碗煮乾，去茯苓不用

甘菊花去梗葉，家園者，野菊花不用，淨三兩

川黃柏去粗皮淨，八兩：二兩酒浸，二兩鹽水浸，二兩人乳浸，二兩蜜浸，各一晝夜，晒乾，炒茶褐色

知母肥大者八兩，四製與黃柏同

右九味修製如法，合和一處，鋪開日晒夜露二晝夜，取天地之精、日月之華，再爲細末，煉蜜爲丸，如梧桐子大，每服八九十丸，空心滾水打炒鹽湯送

下

十精丸 一二十 補虛明目多用極効

甘菊花 家園者去梗葉 石斛 去根 五加皮 去木洗 柏

柏子仁 去殼炒 菟絲子 去砂酒煮搗餅晒乾 白朮 土炒

肉蓯蓉 去心膜 川巴戟 去心 人參 去蘆

鹿角膠 各二兩

右為末將鹿角膠酒化開加煉蜜為丸如梧桐子大每服九十丸空心滚白湯送下

太極丸二十　人身五臟範天五行一有不和則爲災疾藥有五味各主五臟可使調和故曰太極

黄柏　屬水主滋腎水苦以堅精去皮鹽酒浸二日炒褐色爲末淨三兩六錢

知母　屬金主清潤肺金苦以降火佐黄柏爲金水相生去皮酒浸一宿炒乾爲末淨二兩四錢

破故紙　屬火主收斂神明能使心包之火與命門火相通故元氣堅固骨髓充實養濇以去脫也新瓦炒香爲末淨二兩八錢

胡桃仁　屬木主潤血氣凡血屬陰陰惡燥故用油以潤之佐故紙有水火相生之妙方

書云黃柏無知母胡桃仁無故紙猶草木之無葉也去皮待各藥末成研如泥淨三兩二錢和入衆藥内

砂仁屬土醒脾開胃引衆藥下補丹田香而能宣和合五臟冲和之氣如天地以土爲冲氣也去殼將五錢用川椒一兩同炒透去椒不用又用五錢不炒共爲細末淨一兩

右五味各製爲末如法和勻煉蜜爲丸如梧桐子大每服七十丸用滚白湯或酒隨意送下早晚各一服服久効不可言服至終身成地仙矣膏粱痰火人不宜用

四靈丹二十三

好松脂透明者一斤四兩，以無灰好酒砂鍋内桑柴火煮數，以竹枝攪稠粘住火，以瓦瓶盛水投紉結塊，又復以酒煮之，一日如此九遍，煮三日共計二十七遍，其脂瑩然如玉，入口不苦澁爲度，搗爲細末淨用十二兩。凡煮不宜酒少，少則易焦，酒耗大半即可

白茯苓去皮筋爲末淨八兩

甘菊花家園味甘者，野菊不用，去梗葉爲末淨用八兩

柏子仁去殼淨炒去油爲末淨用八兩

醫便　卷二

懷慶熟地黃取肥大沈水者晒乾稱八兩足以清酒洗淨蒸半日擣如泥

右爲末與地黃和勻煉蜜爲丸如梧桐子大每服七十二丸空心好酒送下凡修合必擇天醫黃道吉日勿令婦人雞犬見服藥亦擇吉日此方出攝生衆妙方内云是滎陽王都憲所傳公在陝時得之一總戎年九十餘自幼服此方精力倍加胃氣强健飲食日增壽故彌長秘而不傳公懇得之如法修服不間寒暑亦獲奇効

滋腎丸二十四　平補氣血滋陰降火少年氣血素弱人服極効女人亦宜

川芎一兩　當歸身酒浸烘乾二兩　白芍藥酒炒二兩　人參去蘆二兩　懷熟地黄二兩　甘草炙一兩　白术陳土炒二兩　白茯苓去皮二兩　黄柏去粗皮童便浸炒二兩　知母去皮蜜水拌炒二兩　甘州枸杞去梗二兩　牛膝去蘆酒洗二兩　赤白何首烏黑豆蒸七次各四兩

右爲末煉蜜爲丸如梧桐子大每服九十丸空心

淡鹽湯送下

大補陰丸二十五　温補下元滋陰降火酒色人年五十以上服之極効

川黄柏去粗皮淨四兩一兩鹽酒浸炒一兩蜜水浸炒一兩童便浸炒一兩醋浸炒俱炒褐色勿焦

知母去皮四兩四製同黄柏　鹿角膠二兩　鹿角霜四兩

龜板膠二兩　龜板霜四兩　牛膽槐子淨八兩臘月裝入牛膽至仲春取出聽用

女貞實即冬青子冬至日採蜜水九蒸九晒四兩

虎脛骨一兩酥炙　熟地黃四兩懷慶者　山茱萸二兩去核

北五味子一兩去梗　瑣陽一兩　乾姜三兩炒錢

雄猪脊髓一條

右為末煉蜜一斤先將龜鹿膠化開和為丸如梧

桐子大每服九十丸空心煨鹽湯送下一方有烏

藥葉四兩

加味瓊玉膏二十六　補血益損清金水以滋化源老

少虛損極効

懷生地黄四斤　白术四兩　白茯苓十五兩　人參六兩　甘州枸杞子半斤淨去梗　天門冬去心淨半斤

麥門冬去心淨半斤

右先以地黄酒洗淨用水四碗浸一晝夜搗取自然汁和蜜三之一以參苓等藥先爲末拌入蜜與地黄汁内用瓶貯與紙三十重并箬包其口用桑柴火蒸煮三晝夜取出再換蠟紙包封十數重沉井底一晝夜取起再如前煮半日每日清晨食遠

白湯點服清肺健脾養血潤燥須以雞犬不聞處

製之其蜜用生絹濾淨地黃勿犯鐵

山精丸二十七　健脾除濕去火消痰神効

蒼术二斤茅山者先用米泔水浸三日用竹刀刮去粗皮陰乾

桑椹紫熟者一斗取自然汁去渣將蒼术浸入汁內令透取出晒乾又浸又晒如此者九次用水臼擣爲細末

甘州枸杞一斤去梗　地骨皮去木土一斤

右並晒爲末與蒼术末和勻煉蜜爲丸彈大每服

二丸一百沸湯下按此方强脾益腎老少俱効

還元丹二十入 養脾補腎最妙老人尤宜常服脾泄

腎泄俱効

山藥姜汁炒 白茯苓去皮 小茴香 薏苡仁炒

蓮肉去文心 砂仁炒 神麴半斤

粉草半斤二味共炒一時不可焦

右爲末用黄牛胎犢一條一斤以下者佳熬膏入

糯米粉四兩和成硬糊樣爲丸彈大每服大人二

丸小兒一丸饑時飲湯嚼下

按此方脾腎要藥功効甚大不能盡述

玉柱杖丸二十一名一秤金一名小接命填精益腎烏鬚黑髮延

年益壽方士以此爲服食

沒石子五錢　沉香二錢　大茴香三錢　槐子三兩

五加皮三兩　枸杞子三兩　破故紙新瓦炒三兩

懷熟地黃三兩

右藥共一斤胡桃肉一斤白糖半斤共爲末煉蜜

一斤爲丸如彈大每服二丸空心鹽湯化下

按此補腎爲主鬚髮雖不即黑而潤澤不燥尤爲妙也西北高燥人宜常服

二至丸　清上補下第一方價廉而功極大常服累有奇効

冬至日取冬青子不拘多少陰乾以蜜酒拌透盒一晝夜粗布袋擦去皮曬乾爲末新瓦瓶收貯待

夏至日取旱蓮草數十斤擣自然汁熬膏和前藥

末爲丸如梧桐子大每服百丸臨臥時酒送下其功甚大初服便能使老者無夜起之累不旬日使膂力加倍又能變白鬚髮爲黑理腰膝壯筋骨强陰不走酒色痰火人服尤更奇効

天門冬膏三十一 滋陰降火清肺補腎充旺元陽昔有一王子單服此膏連生三十二子壽年百歲行步輕健耳目聰明如童子

用天門冬揀去枯壞者十五斤用温水潤透去皮

心淨晒乾用淨肉十斤搞碎每斤用水五碗共五十碗入銅鍋慢火煮乾三停之二用布絞淨將渣再搗爛用水三十碗再熬約減大半又以布絞淨去渣不用將前後二汁和一處文武火熬至滴水不散似稀糊樣取起出火毒三日以磁礶收貯封固每日空心上午下午先挑膏半盞在碗內以滾白湯調開服之冬月用酒服有痰用淡姜湯調服大抵此膏最宜酒色過度之人常服極好上焦熱

有痰食後多服一次下焦熱小便赤澁空心多服一次按此方肺腎之藥清金補水果妙

十珍膏二三十二 補養血氣調理脾胃清肺滋腎尋常預服調補及大病後調補要藥

人參去蘆八兩 白术潔白者佳蒼黑不用淨一斤 北五味子去梗四兩 川歸身酒洗淨去頭尾烘乾淨用八兩 黄芪去蘆稍八兩 天門冬去心淨八兩 麥門冬去心淨八兩 懷生地黄肥大沈水不枯者 懷熟地黄肥大沈水不枯者各十兩 甘州枸

杞子去梗八兩

右藥切片製淨入銅鍋内用水浸高於藥二寸文武火熬至藥面上無水以新布絞取清汁另放將渣入臼内搗如泥下鍋内仍用水高二寸再熬候藥面上水乾又絞取清汁將渣又搗又熬如此三次以渣無味爲度去渣不用將前後三次藥汁再入鍋内文火熬如稀糊樣下煉蜜八兩再熬二三沸收起隔宿必有清水浮上亦宜去之其膏放井

水缸内出火毒三日每服半盞滚白湯空心食遠時調服一日二次極有竒効

何首烏丸三十三 補益腎肝聰耳明目却病延壽第一藥也

何首烏赤白各半不拘多少用砂鍋柳木甑蒸下用紅棗一層中用黑豆一層再安何首烏於豆上又用黑豆一層紅棗一層蓋之慢火蒸半日以豆極爛為度將何首烏乘熱搗碎晒乾為細末每藥

末一斤用甘菊花去梗葉另爲末二兩和勻以人
參固本丸料熬膏和爲丸如梧桐子大每服九十
九丸空心白湯送下按此方每見合服累有奇効
不能盡述

經驗何首烏丸三十四　專治老人衰弱血氣不足遺
尿失禁鬚髮斑白濕熱相駁腰背疼痛齒痠脚軟
行步艱難眼目昏花此藥皆可治之久服輕身延
年耐久添精補髓益氣强筋修合務要精製無不

庶劾

何首烏六兩用黑豆水浸煮七次曬乾再煮又曬如前七次

黄柏四兩一兩酒炒一兩乳汁炒一兩童便炒一兩青鹽水炒

松子仁去殼淨一半去油一半不去油　柏子仁去殼

兎絲子酒煮爛碾爲末　肉蓯蓉酒浩乾淨　牛膝酒洗去蘆

天門冬去心焙乾　白术淨不用油者去梗　麥門冬去心焙乾

白茯苓去皮　小茴香酒炒　甘州枸杞子酒洗炒乾

當歸酒洗炒乾　白芍藥　熟地黄酒洗焙乾

生地黃酒洗焙乾 已前十五味每味二兩

人參去蘆 黃芪蜜炙 二味各一兩二錢

右爲細末加核桃仁去殼并仁上粗皮研如泥和煉蜜爲丸如梧桐子大每服五十丸空心酒米飲任下半月半効一月全効

四製黃柏丸三十五 此藥與前藥相兼服

用黃柏去粗皮一斤四兩酒炒四兩童便炒四兩乳汁炒四兩青鹽水炒共合爲一處每日用乳汁

浸晒乾復用乳浸晒無度待臭味甚作無厭至連稱得二斤則内有乾乳一斤矣然後爲細末煉蜜爲丸如梧桐子大每服五七十丸至百丸空心酒下或淡鹽湯下

長春丹 三十六 補益腎肝聰耳明目却病延壽

何首烏 用水浸去粗皮竹刀切片赤白各二斤黑豆拌蒸晒九次爲末淨二斤

仙茅 竹刀去蘆刮去用粳米泔浸去皮黑豆拌蒸晒九次淨末二斤

白茯苓 去皮爲末水飛去筋取沈底晒乾用粳米鋪底放上蒸三次研淨末一斤

茅山蒼术米泔水浸去粗皮切片老米拌蒸晒九次
牛膝去蘆酒浸一宿同何首烏蒸三次淨末各一斤
右各爲末和匀煉蜜爲丸如梧桐子大每服百丸空心滚白湯下忌牛肉蘿蔔葱蒜按此方即仙茅丸一云加桑椹汁一斤拌蒼术末尤妙中年以後服極効

神仙長春廣嗣丹又名保命延齡丹三十七

按此方專治男子五勞七傷頽貌衰朽形體羸瘦

中年陽事不舉，精神短少，未至五旬鬚髮先白，左癱右瘓，步履艱難，婦人下元虛冷，久不孕育，果經奇驗。

人參去蘆一兩　天門冬去心一兩　懷山藥姜汁炒二兩
當歸酒洗一兩　澤瀉去毛一兩　懷生地黃二兩
熟地黃二兩　川巴戟去心二兩　川牛膝去蘆酒浸晒乾二兩
山茱萸去核一兩　肉蓯蓉酒洗去心膜晒乾三兩
兎絲子酒洗去土仍用酒蒸搗餅晒乾四兩　遠志去蘆甘草湯泡去心三兩

赤石膏另研一兩　白茯苓去皮一兩　川杜仲去粗皮姜汁炒斷絲二兩　甘州枸杞子去梗三兩　地骨皮去木洗去土淨二兩　車前子去土一兩　石菖蒲去毛一寸九節者爲佳銅刀切片炒一兩　栢子仁去殼炒一兩　廣木香一兩　川椒去目梗閉口者炒出汗淨二兩　覆盆子去梗一兩　北五味子去梗一兩

右藥二十五味合五五之數共爲末煉蜜爲丸如梧桐子大每服三十丸空心上午下午各用温酒送下日進三服服藥十日小便雜色是舊疾出起

又十日後鼻頭瘦言語雄壯胸中疼痛欬嗽吐膿形色不衰是肺病出也一月後腹中一應七情氣滯脾胃勞倦沈寒痼冷諸積皆退百日後容顏不衰鬚髮變黑齒落更生老弱亦能康健目視十里力加百倍行路不倦壽筭延長却病多子此係舊方所載其言似張大靡實不可盡信然觀其藥味固和平之劑也附録

延齡育子丸三十八　治少年斲喪中年無子婦人血

虛不能孕育此方一料夫婦齊服服盡即孕累經奇驗信非虛言

天門冬去心五兩　麥門冬去心五兩　懷生地黃

懷熟地黃肥大洗水者各五兩　人參去蘆五兩　甘州枸杞子去梗

兎絲子洗淨酒蒸搗餅晒乾五兩　川巴戟去心五兩

川牛膝去蘆酒洗淨五兩　白术陳土炒五兩　白茯苓去皮牛乳浸晒五兩

白茯神去皮心人乳浸晒五兩　鹿角膠眞者五兩

鹿角霜五兩　柏子仁炒去殼淨五兩　山藥姜汁炒五兩

山茱萸去核淨五兩　肉蓯蓉去內心膜五兩　蓮蕋開者不用淨五兩　沙苑蒺藜炒五兩　酸棗仁炒淨二兩　遠志去蘆甘草燈心湯泡去心淨二兩　北五味子去梗二兩　石斛去根二兩

右藥二十四味合二十四氣一百單八兩合一年氣候之成數爲生生不息之妙各製淨爲末將鹿膠以酒化開和煉蜜爲丸如梧桐子大每服男人九十九丸婦人八十丸空心滚白湯下忌煎炙葱蒜

蘿蔔按此方南人服効

秘傳六神丸三十九 固眞育子累有奇効

蓮蕋鬚未開者佳漸採漸晒勿令器淨用四兩 生芡實大者五百箇去

煅 龍骨煅五錢 山茱萸鮮紅者去核淨肉三兩

覆盆子淨二兩 沙苑蒺藜炒四兩要眞者假的五兩

右先將蒺藜搗碎水熬膏濾去渣其渣仍晒乾和衆藥爲末煉蜜和蒺藜膏爲丸如梧桐子大每服九十丸空心煨鹽湯下按此方北人服効用者察

之

延齡育子龜鹿二仙膠十四

此方試極効專治男婦真元虛損久不孕育或多女少男服此膠百日即有孕生男應驗神速并治男子酒色過消鑠真陰婦人七情傷損血氣諸虛百損五勞七傷竝皆治之

鹿角用新鮮麋鹿殺角解的不用馬鹿角不用去角稍腦骨二寸絶斷劈開淨用十斤

龜板去弦洗淨五斤搥碎

右二味袋盛放長流水内浸三日用鉛罈一隻如
無鉛罈底下放鉛一大片亦可將角并板放入罈
内用水浸高三五寸黄蠟三兩封口放大鍋内桑
柴火煮七晝夜煮時罈内一日添熱水一次勿令
沸起鍋内一日夜添水五次候角酥取出洗濾滓
去渣其渣即鹿角霜龜板霜也將清汁另放外用
人參十五兩枸杞子三十兩用銅鍋以水三十六
碗熬至藥面無水以新布絞取清汁將渣石臼木

搗搗細用水二十四碗又熬如前又濾又搗又熬如此三次以渣無味爲度將前龜鹿汁并參杞汁和入鍋內文火熬至滴水成珠不散乃成膠也候至初十日起日晒夜露至十七日七日夜滿採日精月華之炁如本月陰雨缺幾日下月補晒如數放陰涼處風乾每服初一錢五分十日加五分如至三錢止空心酒化下此方專主無子全要精尊常服乃可徃徃服藥者或日旬之間藥未入口先

汲汲於速効雖秦越人之妙劑當亦弗如是也此不可不知

秋石乳酥丸一　四　補氣養血接眞元降陰火生腎水

此以眞補眞之妙藥也

秋石半斤煉法見前同乳粉收秋露數晚晒乾聽用

乳粉晒乾四兩晒法取人乳若于即下銅鍋內煎熬成膏用大磁盆盛於烈日中晒之盆下用水乃未濟之妙也否則永晒不乾

白茯苓一斤去皮爲末水淘去筋膜澄底者晒熱淨半斤

天門冬去心四兩　麥門冬去心四兩　人參去蘆四兩
懷生熟地黄各四兩酒洗烘乾不犯鐵　甘州枸杞子去梗四兩
右爲末煉蜜爲丸如梧桐子大每服三十丸空心
滚湯送下好酒亦可按此方男女血虚成癆者服
効

小接命丹四二　治男婦氣血衰弱痰火上升虚損困
憊飲食少進并治左癱右瘓中風不語手足腰膝
身體疼痛動履不便極効

用人乳二酒盞香甜白者佳好梨搗汁一酒盞傾放鏇或銅鏇內入湯鍋頓滚有黃沫起開青路爲度每日空心一服能消痰補虚生血乃以人補人其効無加其中風不語半身不遂曾照此方治好數人

長春眞人保命服食三四　治諸虚百損五勞七傷四肢無力手足頑麻血氣虛耗面黃肌瘦陽事不舉眩暈惡心飲食少減此方能補諸虛添精益髓滋

潤皮膚充壯神氣身體輕健開胃進食返老還童

髮白再黑齒落更生顏貌如童大有神効

白茯苓去皮　天門冬去心　山藥姜汁炒　懷熟地

黃　何首烏忌鐵照前蒸晒九次　枸杞子甘州者去梗各淨四兩

乾姜煨二兩　小茴香炒一兩　青鹽少許　蓮肉去皮

心半斤　麥門冬去心四兩　鹿角膠四兩　鹿角霜四兩

破故紙四兩麻油一兩炒　大核桃去殼并皮半斤　沒石子

十箇　旱蓮草晒乾淨末一斤　新粟米一升爲末用牛乳二斤拌米粉

煮作糊丸藥

若爲細末以前米糊爲丸如彈大每丸濕重五錢乾約三錢每服一丸滚白湯調化服日進二服不拘在家在外少者一服老者二服男女皆同按此方補虚養胃雖三五日不食亦不饑不渴

補血順氣藥酒方四四　凊肺滋腎和五臟通血脉

天門冬去心　麥門冬去心各四兩　懷生熟地黄大沈水枸杞不用各半斤　人參去蘆　白茯苓去皮　甘州枸

杞子去梗各二兩 砂仁七錢 木香五錢 沈香三錢

右用瓦罎盛無灰好酒三十斤將藥切片以絹袋盛放罎內浸三日文武火煮半時以酒黑色爲度如熱去木香減人參五錢如下虛或寒將韮子炒黃色爲細末空心用酒三五盞每盞挑韮末一銅錢飲之婦人下虛無子久飲亦能生子用核桃連皮過口此藥甚平和治癆疾補虛損烏鬚髮久服貌如童子忌黃白蘿蔔葱蒜否則令人鬚髮易白

許眞人神驗椒丹五四　專治五癆七傷諸虚百損并治諸蟲積瘕下元

用眞正川椒二斤半揀去枝目用瓮一隻覆于地上四圍用刀畫記去瓮用炭火燒紅其地用米醋潑地將紙攤椒在上以瓮蓋之良久取出爲末用煉蜜一斤四兩爲丸如梧桐子大每服十五丸空心酒下半年加至二十丸一年後加至三十五丸止忌五辛葱蒜餘無所忌其椒切勿用閉口者

八仙早朝糕四六　專補脾胃虚弱膨悶泄瀉不思飲食服之神效

白术炒四兩　白茯苓去皮二兩　陳皮去白二兩　山藥姜汁炒四兩　蓮肉去皮心四兩　薏苡仁炒四兩　芡實去殼淨四兩　人參去蘆二兩　桔梗炒乾一兩

右爲末白粳米五升半糯米二升共七升半同粉共藥和勻用蜜三斤如無蜜沙糖四斤代之拌勻如做糕法入籠中畫片蒸熟焙乾罨罐封貯饑時

取三五片食之白湯漱口小兒用加山查肉四兩

麥芽麪四兩去人參按此方不拘男女大小皆可

用出外甚便

叅元辟穀丹七四　安五臟消百病和脾胃補虛損固

元氣實精髓能令瘦者肥老者健常服極効

用黃犍牛肉不拘多少去筋膜切作棊子大片用

河水洗數遍令血味盡仍用河水浸一宿次日再

洗一二遍水清爲度用無灰好酒入瓦罈內重泥

封固用桑柴文武火煮一夜取出焙乾爲末如黃沙色者佳焦黑無用牛末一斤加入後藥二斤爲則

山藥切片用葱鹽炒黃去葱鹽不用　白茯苓去皮爲末水浮去筋晒乾用

蓮肉葱鹽炒去心鹽用　白朮潔白者黃黑色不用陳土炒黃去土淨

芡實粉去殼淨　薏苡仁炒　白扁豆姜汁炒各半斤

人參去蘆四兩　小茴香去枝梗炒四兩　乾姜炒四兩

砂仁炒二兩　川椒去目去閉口者一兩　青鹽四兩

甘草炙四兩　烏梅肉二兩熬去○半既
粳米炒黄净取粉五斤半
右藥爲末與粉米同末和匀外用小紅棗五斤陳年醇酒五斤煮紅棗極爛去皮核搗膏加煉蜜二斤半共和爲丸如彈大每次二丸不拘冷熱湯水嚼下一日服三五次永不饑按此方實王道之妙用平時預合荒亂之時可以避難濟饑雖一兩月不食不損胃中元氣實之寶之如渴只飲冷水

辟穀休糧方八四　此方亦平和有理但未經試

大豆五升淘淨去皮蒸三次爲細末

大麻子五升湯浸一宿濾出蒸三次令口開去皮爲末

糯米五升淘淨共白茯苓一處蒸熟晒乾爲末

白茯苓去皮同糯米蒸熟晒乾爲末

右將麻仁米一處搗爛如泥漸入豆黃末同和勻團如拳大再入甑蒸從酉時上火子未住火寅時取出辰至午晒乾磨爲末服之以飽爲度不得喫

一切物用麻子汁下第一頓一月不饑第二頓四十日不饑第三頓一千日不饑第四頓永遠不饑顏色日增氣力倍加如渴飲麻仁汁轉更不渴且能滋潤五臟若欲喫食時用葵子三合爲末煎湯放冷服之解其藥後初間喫白米粥湯三日一日四五次每次少少飲之三日後諸般飲食無避忌服此藥不食時大忌慾事餘外不忌此此神仙度世之大寶也

醫便卷一終

醫便卷二

海陽　張受孔心如父
　　　姚學顏伯愚父　重訂

春月諸症治例

內經曰春三月此謂發陳天地俱生萬物以榮夜卧早起廣步於庭披髮緩形以使志生生而勿殺予而勿奪賞而勿罰此春氣之應養生之道也逆之則傷肝夏爲寒變奉長者少〇大法春月天氣上升人氣

亦上升應之故春月諸症宜吐發散升提不宜降下通利蓋吐即古之宣劑今人謂宣爲瀉者誤也春月肝膽木氣用事木旺則土虧故脾胃土氣受邪宜抑肝補脾藥爲主清肺養心藥佐之隨症施治全在活法虚則補之實則瀉之寒則温之熱則清之高者抑之下者舉之以平爲期餘皆倣此今將春月諸症宜用方法詳陳于左對症施藥權而用之毋膠柱而鼓瑟始可以言醫矣故曰醫者易也

芎芷藿蘇散四九　治春初人事勞擾饑飽失節或解衣沐浴觸冒風寒致成內傷外感頭疼發熱嘔吐眩悶膈脹痛惡食或鼻流清涕欬嗽生痰鼻塞聲重並宜服一二劑即愈仍忌腥葷三五日

川芎一錢　白芷八分　細辛五分去葉　乾葛一錢
甘草三分生　紫蘇葉一錢　藿香八分去土　半夏一錢姜製　陳皮八分　蒼术麸炒一錢　枳殼去穰七分　桔梗去蘆七分　淡豆豉八分不用亦可

右用姜三片葱白一根水一鍾半煎八分食後熱服有汗不用葱白○單内傷無外感單外感無内傷各有本條○頭痛不止加藁本八分○嘔吐不止加乾姜炒砂仁炒各七分○發熱或潮熱不退加柴胡黄芩各一錢○胸膈脹悶加山查枳實各一錢○發而汗不出熱不退加麻黄一錢半葱白二根○欬嗽生痰加杏仁前胡金沸花去梗各八分南五味子五分

芎蘇香葛散十五　治春月感冒傷寒及山嵐瘴毒瘧

氣人感觸之頭疼身痛惡寒發熱人迎脉浮大者是

紫蘇葉去梗一錢　香附炒　白茯苓去皮　乾葛

藿香　半夏製　前胡去蘆　陳皮　川芎各八分

白芷　防風去蘆各七分　甘草三分　蒼术一錢五分

羌活一錢

右用姜三片葱白連鬚二根水二鍾煎一鍾熱服厚被覆汗出爲度無汗再服忌雞魚猪羊肉

九味羌活湯 五一 解利春夏秋傷寒熱病極穩

羌活一錢 防風一錢 蒼朮一錢五分 川芎一錢

黄芩一錢 白芷一錢 甘草五分 細辛五分

生地黄一錢不用亦効

右用姜三片葱白一根水二鍾煎一鍾熱服以汗爲度無汗再服○汗原多去蒼朮加白朮一錢○渴加石膏一錢○熱甚加柴胡山梔各一錢○胸膈脹悶加枳殼桔梗各七分

六神通解散二五　治春末夏初傷寒并時行熱病發表甚捷凡瘟疫初起預用藿香正氣散煎一大鍋每人服一碗以防未然若已病用前九味羌活湯并此服之皆有奇効

麻黄去根節一錢　防風一錢半　黄芩　石膏細末

滑石二錢半　細末各　蒼术四錢　甘草一錢

右用姜三片葱白五寸淡豆豉五十粒水二大鍾煎一大鍾熱服微汗周身即解一云南方春夏用

防風秋冬用麻黄北方春夏依本方秋冬倍麻黄

芎芷香蘇散 五三 治春月傷風鼻塞聲重或流清涕欬嗽痰壅氣逆人迎脉浮緩者是

川芎 白芷 蘇葉 紫者去梗 香附 各一錢 陳皮

防風 羌活 各八分 甘草 五分

右用姜三片葱白三寸水一鍾半煎八分食後熱服有痰加半夏 一錢 欬嗽加杏仁桑白皮 各八分 五味子 十粒

加減藿香正氣散五四 治非時傷寒頭疼憎寒壯熱痞悶嘔吐時行疫癘山嵐瘴瘧不服水土等症

藿香一錢五分 白芷 川芎 紫蘇葉 半夏

蒼术各一錢 白术 白茯苓 陳皮 厚朴姜製

各八分 甘草三分

右用姜三片棗一枚水二鍾煎一鍾食遠熱服

加減補中益氣湯五五 治飲食勞力讀書刻苦勤政傷神饑飽失時症類瘧狀發熱頭疼惡寒身强體

痛苦勞極復感風寒則頭疼如破全似外感傷寒之症誤用發表之藥鮮不傷人故東垣先生發内外傷辨首用此方取濟甚衆蓋内傷之脉右手氣口三倍大於左手人迎東垣辨法甚詳茲不復贅

人參一錢半去蘆　黄芪一錢半蜜炙　白术一錢

當歸一錢酒洗　甘草七分炙　陳皮八分　升麻五分

柴胡五分

加半夏一錢二分　黄柏八分　伏神　棗仁　貝母

甘枸杞各一錢二分

按此方用升麻柴胡能升提陽氣下陷蓋柴胡能使胃中之清氣左旋而上達升麻能使胃中之清氣右旋而上升有此妙用人多不考

右用姜三片棗一枚水二鍾煎八分食遠服或加黄柏五分以救腎水而瀉胃中伏火尤妙如身大熱只一服氣和微汗而愈

夏月神短加麥門冬五味子○口乾加葛根○身

刺痛乃少血加當歸○頭痛加川芎蔓荆子頭頂痛加藁本細辛諸頭痛并用此四味○有痰加半夏生薑○欬嗽春加川芎佛耳草夏加黄芩麥門冬五味子秋加黄芩麻黄金沸草冬加款冬花馬兜苓久嗽乃肺中伏火去參芪○飲食不下乃胃中有寒或氣滞春加青皮陳皮木香冬加益志仁草豆蔻仁夏加芩連秋加檳榔砂仁○心下痞加枳實黄連白芍藥○腹脹加枳實木香砂仁厚朴

天寒加姜桂○腹痛加白芍藥炙甘草有寒加桂心夏月加黄芩甘草芍藥冬加半夏益志仁草豆蔻○脇痛加砂仁柴胡甘草白芍藥○如臍下痛加熟地黄不止乃是寒加官桂○脚軟加黄栢防已

附子理中湯五六　治房勞内傷寒邪中陰面青腹痛六脉沉微無頭疼無大熱者宜用若陽厥并陽症似陰悞服必致夭人慎之慎之

人參去蘆二錢半　白术土炒二錢　甘草炙一錢

乾姜泡二錢　附子生二錢

倍甘草去參术名四逆湯加川烏鹿茸各一錢半名三建湯若在疑似只以灸法并熱鹽熨甚穩

右用水一鍾半姜五片煎七分温服

飲食內傷亦頭疼發熱胸膈嘔吐俗呼夾食傷寒兩寸脉弦緊右關脉洪大關沉濡者是此當分治不可混一盞飲者水也傷無形之氣食者物也傷有

形之血

生姜五苓湯五七　治大飲冷水傷脾過飲酒而傷氣

生姜　猪苓　澤瀉　白术　白茯苓　半夏

枳實各一錢　甘草三分

右用水一鍾半煎七分溫服取小汗此治傷飲之

輕者若重而水蓄積爲脹滿者本方去甘草加大

戟長流水煮三次去皮晒乾七分　芫花醋浸炒乾　甘遂麵包煨去麵去心各八分　黑

牽牛研末二錢　檳榔一錢　用水二鍾煎一鍾空心服利水

盡卽愈

半夏神麴湯五入 治過食寒冷硬物及生瓜果致傷太陰厥陰或嘔吐痞悶腸澼或腹痛惡食此治傷之輕者

陳皮一錢 白术一錢五分 半夏一錢二分 乾姜炒八分

神麴炒一錢 三稜醋炒 莪术醋炒 白茯苓去皮

山查去核 枳實炒各一錢 砂仁七分炒 麥芽炒八分

右用姜三片煎熱服不拘時

神保丸九五　消一切生冷積滯此治傷之重者

全蝎乾者十箇　木香二錢五分　胡椒二錢

巴豆同十九粒去殼皮心膜油

右三味爲末入巴豆霜和勻炊餅爲丸如麻子大硃砂爲衣每服五十丸隨症調飲冷下按此丸北人甚効南人斟酌用之小兒二丸

枳實青皮湯十六　治食熱物過傷太陰厥陰嘔吐膨脹下痢

白朮一錢半　枳實　青皮　陳皮　黃連薑汁炒
麥芽　山查肉　神麯炒各一錢　甘草三分
酒大黃一錢七分
右用水二鍾煎一淺鍾温服此傷之輕者傷重用
後方
萬病遇仙丹六一　治濕熱内傷血分之重者
黑牽牛一斤半生半炒取頭末五兩　大黃酒浸晒乾　三錢
莪朮　猪芽皂角去弦子　茵陳　枳殼去穰

檳榔各四兩俱生 木香一兩

右爲細末，用大皂角打碎去子，煎濃湯去渣，煮麪糊爲丸，如菉豆大。每服實而新起三錢，虛而久者一錢，白湯送下。小兒各減半。食積所傷，本物煎湯下。○大便不通，麻仁湯下。○小便不通，燈心木通湯下。隨病輕重加減調引。

加味小青龍湯二六 治春初寒邪傷肺欬嗽

乾姜炒黑 細辛 麻黃 桂枝 甘草各五分

白芍藥　五味子各一錢　半夏姜製一錢五分　枳殼
桔梗各五分　白茯苓　陳皮各八分
右用姜三片水煎食少時稍熱服
升麻葛根湯三六　治大人小兒時氣瘟疫發熱頭疼
及瘡疹巳發未發疑似之間竝宜服之極穩
升麻　葛根　白芍藥各一錢半　甘草一錢
右用姜三片葱白三寸水一鍾半煎七分食遠服
頭疼加川芎白芷各一錢○身痛背强加羌活防風

各一錢〇發熱不退春加柴胡黄芩各一錢五分防風一錢夏加黄芩一錢五分石膏二錢五分〇咽痛加玄參桔梗各一錢〇頭項面腫加防風荆芥連翹白芷各一錢半石膏三錢牛旁子川芎各一錢〇小兒痲疹加防風連翹各一錢〇痘疹未發依本方巳發屬熱加連翹紫草各一錢〇大人遍身癮疹加防風蒼术各一錢半牛旁子蒼耳子浮萍草各一錢

防風通聖散四十六　通治諸風濕熱瘡毒時行熱病

防風　川芎　當歸　白芍藥　連翹　薄荷各一錢　荊芥穗　白术　山梔各七分　黄芩　桔梗各一錢半　石膏一錢　滑石三錢　甘草五分

右用姜三片水二鍾煎一鍾食遠服此方内大黄芒硝麻黄對症漸加風熱内甚欲下加大黄三錢芒硝二錢〇風濕熱在表欲汗加麻黄二錢葱白三根自利體寒去硝黄自汗去麻黄加桂枝春夏八分秋冬一錢常用依本方

加味治中湯 六五 治春月肝木乘脾腹痛久瀉不止

人參 一錢半 白朮 陳土炒二錢半 白芍藥 醋炒一錢五分 甘草 炙一錢 青皮 去穰麸炒七分 陳皮 去白一錢 乾姜 炒黑一錢 蒼朮 麸炒一錢半 升麻 五分 柴胡 五分 防風 五分 白茯苓 一錢 久瀉虚寒加熟附 一錢

右用姜三片加大棗二枚水二鍾煎一鍾食前服

人參敗毒散 六六 治感冒非時傷寒頭疼身熱拘急憎寒壯熱及時行瘟疫熱毒

人參一錢　羌活一錢半　獨活一錢　柴胡一錢二分

前胡一錢　葛根一錢　甘草五分　桔梗　枳殼

茯苓各八分　川芎　蒼术各一錢

勞役得病倍用人參加白术當歸白芍藥去獨活前胡○飢饉兵亂之餘飲食不節起居不常致患時行瘟熱病沿門闔境傳染相似宜此方加白术黄芪生倍人參去前胡獨活甚効○若多服术効而有寒熱往來者必用小柴胡湯不拘服數並無

過失○又有一種蝦蟆瘟病使人痰涎風壅煩熱頭疼身痛嘔逆或飲食起居如常但欬聲不嚮續續相連儼如蛙鳴故俗號曰蝦蟆瘟也嘉靖已未五六七月間江南淮北在處患動數百里皆同甚至赤眼口瘡大小腮腫喉閉風壅噴嚏涕唾稠粘並用此方去茯苓桔梗獨活加青皮陳皮白朮藿香但以荆芥爲引不用生姜薄荷一二服即愈

治時行熱病單方附前　歌曰

人間治疫有仙方　一兩姜蚕二大黄
姜汁爲丸如彈大　井花調服便清涼

治瘟疫不相傳染方六七

赤小豆不拘多少以新布囊盛放井中浸二日取出舉家各服二十一粒不染試効

凡入瘟疫之家以麻油調雄黄末塗鼻孔中或預飲雄黄燒酒一二杯然後入病家則不相傳染既出則以紙燃探鼻深入令噴嚏爲佳

神术散六八 治閩廣山嵐瘴氣不伏水土等症

厚朴一錢半 蒼术二錢半 陳皮一錢半 甘草一錢

石菖蒲一錢 藿香一錢半

右用姜三片棗一枚煎服

一方用香附一錢半 代菖蒲名神术散氣散尤妙

紫金錠即萬病解毒丸六九 治山嵐瘴氣并嶺南兩廣蠱毒若從宦於此纔覺意思不快即服一錠或吐或痢隨手便瘥又誤中一切毒物若牛馬六畜

中毒亦以此藥解之

。山慈姑此味與老鴉蒜相似但蒜無毛而此匕有毛包宜辨眞去皮焙乾淨末二兩

千金子一名續隨子去殼研去油二兩

紅芽大戟一名紫大戟江南者佳形如甘草而堅不可用綿大戟焙乾淨末一兩半

麝香三錢另研

一方有雄黃五錢無亦効

右爲末以糯米打糊和勻擣千餘下一方印作四

十錠每服半錠水磨服一切腫毒磨塗患處須糯

冬至端陽七夕重陽日天月二德天醫日洒掃淨室焚香至誠修合無不靈驗忌婦人雞犬孝子見

發散傷寒單方十七

凡遇傷寒倉卒無藥不問陰陽二症只用生姜一兩葱白十莖好酒二大鍾煎一大鍾去渣熱服被蓋周身汗透即解勿令汗太過忌大葷五七日春秋依此本方夏月姜葱减半冬月倍用若加黑豆二合同姜葱煎服冬月尤妙

發散傷風單方　附前

用紫蘇葉二錢油核桃五箇打碎姜三片葱白二根水二鍾煎一鍾熱服微汗即解夏月不用葱

按此二方極效出路荒僻無醫之處甚便

夏月諸症治例

内經曰夏三月此謂蕃秀天地氣交萬物華實夜臥早起無厭於日使志無怒使華英成秀使氣得泄若所愛在外此夏氣之應養長之道也逆之則傷心秋

爲痰痞奉收者少冬至重病○大抵夏三月天氣蒸育陽氣發越於外陰氣伏藏於內是故夏月諸症宜補陰養陽蒸脾胃喜溫而惡寒食忌瓜果水水禁禁純用寒涼先哲每於諸涼藥中必加炮姜正此意也蓋夏月心小腸火用事肺大腸金受傷孫眞人製生脉散於夏月救天暑之傷庚金金清則水得以滋其化源其旨微矣東垣推廣其意製清暑益氣湯專以胃氣爲本蓋土旺而金自榮不爲火所製脾胃旺自

能健運榮養百骸暑濕之邪自不能干矣今將夏月
合用諸方詳陳於左對症活用無執一也
夏初春末頭疼脚軟食少體熱精神困倦名曰注夏
病屬陰虛元氣不足宜用此方治之（七十一）
黃芪　人參（各一錢）　白朮（一錢半）　甘草（炙五分）
陳皮　當歸　白芍藥　黃柏（各八分）
麥門冬（一錢）　五味子（九粒）
右用水一鍾半姜一片棗一枚煎服有痰加半夏

生脉散二七　止渴生津救天暑之傷庚金夏至後宜常服之

人參一錢半　麥門冬二錢　五味子一錢

右用白水煎服

益原散三七　治暑月身熱小便不利此藥性涼除胃脘積熱又淡能滲濕故利小便而散濕熱也

·桂府滑石六兩飛　甘草一兩另研

右各爲末和勻每服三五錢新汲水調下

夏月身熱汗出惡寒而渴者名曰中暍此方主之

人參白虎湯 七四

石膏四錢 知母二錢 粳米三錢 人參一錢半

甘草一錢

右用水一鍾半煎服

夏月發熱惡寒身重疼痛小便澁洒然毛聳手足逆

冷小有勞身即熱口開前板齒燥脉弦細芤遲此表

裏中暍也用補中益氣湯加香薷扁豆有熱加黄芩

黄連方見春類

黄連香薷飲五七　治傷暑腹痛自汗惡心或吐或瀉身熱

香薷二錢　厚朴　白扁豆炒　黄連各一錢　甘草炙五分

右用水二鍾煎一鍾放冷徐徐服挾痰加半夏南星各一錢○若虛加人參黄芪各一錢

清暑益氣湯六七　治長夏濕熱蒸人人感之則四肢

困倦精神減少懶於動作胸滿氣促肢節疼痛或
氣高而喘身熱而煩心下膨悶小便黃而數大便
溏而頻或痢或渴不思飲食自汗體虛

黃芪　蒼朮麸炒　升麻　人參　白朮各一錢
神麯　陳皮　澤瀉　麥門冬各五分　甘草炙
黃柏酒炒　當歸各四分　五味子十粒　葛根二分
青皮麸炒二分

右用姜二片棗一枚水二鍾煎一鍾食遠服

六和湯七七　治心脾不調氣不升降霍亂轉筋嘔吐泄瀉寒熱交作痰喘欬嗽胸膈痞滿頭目昏痛肢體浮腫嗜臥倦怠小便赤澁并傷寒陰陽不分冒暑伏熱煩悶或成痢疾中酒煩渴畏食并婦人胎産嘔吐

砂仁七分　半夏一錢　杏仁　人參　赤茯苓

厚朴　白扁豆　藿香葉各八分　白朮一錢

木瓜　蒼朮各五分　甘草三分

右用姜三片棗一枚水二鍾煎一鍾食遠服

附

霍亂吐瀉始因飲冷或冒寒或失飢或大怒或乘舟車馬傷動胃氣而致若心痛則先吐腹痛則先痢心腹齊痛吐痢並作名曰霍亂其症頭旋眼暈手足轉筋四肢逆冷用藥稍遲須臾不救若誤飲食立死治宜溫藥解散腹痛面青不渴爲寒腹痛燥渴面赤爲熱急無藥時熱用鹽打井花水多飲寒用吳茱萸木瓜食鹽各五錢同炒焦先煎水三碗

令百沸入藥同煎至二碗隨飲藥入即熟定後服

前六和湯寒加乾姜熱加黄連各一錢

附濕之一症有自外入者有自内得者陰雨濕地皆

從外入宜汗散久則疎通滲泄之過食生冷濕麵

潼酪或飲酒其症腫滿皆自内而出也宜實中宫

淡味滲泄利小便爲最若濕腫脚氣亦當汗散

加味胃苓半夏湯八七　治諸濕隨症加減用

陳皮八分　白术　半夏　茯苓各一錢　酒芩

羌活各八分　蒼术一錢半　甘草四分

右用姜三片水煎服○濕在上倍蒼术濕在下加升麻八分　內濕加豬苓澤瀉各一錢　桂少許　中焦濕與痛有實熱者加黃連木通各一錢　肥白人因濕沉困怠惰是氣虛加人參黃芪各一錢　倍白术　黑瘦人沈困怠惰是濕熱加白术黃芩酒炒白芍藥各一錢

山精丸七九　健脾去濕息火消痰養血　方見滋補類

附　薏苡仁粥　方見養老類

泄瀉有五不可例治瀉水腹不痛者濕也飲食入胃不停完穀不化者氣虛也腹痛水瀉腸鳴痛一陣瀉一陣火也或瀉或止或多或少者痰也腹痛甚而瀉瀉後痛減者食積也當隨症加減而分治之

加味胃苓湯十八　治諸瀉依後加減用

陳皮炒一錢　蒼朮米泔浸去皮切片日晒乾鹽水炒一錢半　黃芩

澤瀉各一錢　白朮陳土炒一錢半　白芍藥酒炒一錢半

猪苓八分　赤茯苓八分　桂二分　黃連八分姜汁炒
半夏姜汁炒一錢二分　甘草五分
右用水二鍾姜三片燈心一分煎八分空心温服
泄瀉注下如水本方加蒼术車前子倍加白术爲末空心米湯調下煎服亦可○濕熱甚肛門如熱湯者本方去桂加滑石末二錢倍黃芩一錢山梔炒一錢木通八分○腹中痛下泄清冷喜熱手盪熨口不燥渴者乃寒瀉也三倍桂加肉豆蔻麵包煨一錢　病甚者

加丁香製附子各八分作丸服○如久瀉穀道不合或脫肛此元氣下陷及大腸不行收令故也用白朮芍藥神麯俱炒陳皮不去白肉豆蔻煨訶子肉烏梅五倍子各等分為丸以四君子加防風升麻煎湯送下此法試効○如食積時常腹痛瀉積先以木香檳榔丸或枳實導滯丸推逐之然後以四苓加厚朴蒼朮神麯麥芽作丸服以安胃氣二方見袖珍方內五苓去桂名四苓○如瀉水腹不痛者屬氣虛四君子倍白朮加黃

芪升麻柴胡防風補而提之

泄瀉日夜無度諸藥不効者用針砂地龍猪苓各等分爲末生葱搗汁調方寸七貼臍心小便長瀉即止

大人小兒吐瀉日久垂死灸天樞二穴在臍兩傍各開二寸氣海一穴在臍下一寸半中脘穴在臍上四寸半

加味香砂枳朮丸八一　治飲食所傷脾胃不和欲作瀉痢并七情所傷痞悶嘔吐不思飲食瀉痢後理

脾胃去餘滯此藥一運一動一補一消活法服之極有奇效

白朮土炒二兩　黑枳實麸炒一兩　半夏麯五者一兩五錢

陳皮去白一兩　砂仁炒七錢半　香附醋浸兩日熱炒一兩

麥芽麵炒兩　木香不見火五錢　黄連姜汁炒冬夏一兩

神麯炒一兩　有痰加竹瀝半碗　姜汁二盞

右爲末薄荷煎湯打老米糊爲丸如梧桐子大每服七八十丸食遠白湯送下

參苓白术丸八二　瀉痢後調理脾胃極穩累効

人參一兩五錢去蘆　白术土炒一兩　白茯苓去皮一兩半

甘草炙一兩　山藥姜汁炒一兩半　砂仁炒一兩

薏苡仁炒二兩　桔梗去蘆炒一兩　蓮肉去皮心一兩半

若痢後虛弱用石蓮肉黃連用吳茱萸同浸半日連汁炒乾去萸二一兩餘外脾胃虛弱尚補只照本方

右爲末晚米糊一半蜜一半和爲丸如梧桐子大

每服七八十丸食遠白湯送下

治老少脾泄久不愈神方 附

用冬米造飯鍋巴淨末四兩蓮肉去心淨末四兩

亨糖末四兩共和匀每服三五匙食遠白湯調下

一日三次鄒太湖先生傳

養脾進食丸 八三 治瀉痢後脾胃虛弱飲食減少

人參 白朮土炒 白茯苓各三兩 甘草一兩半

陳皮 半夏麯 厚朴各二兩姜汁炒 蒼朮三兩麸炒

砂仁炒一兩半　神麴炒　麥芽炒各一兩半　木香五錢

右爲細末神麴麥芽麵打糊爲丸如梧桐子大每服五十丸食遠白湯送下

瘧症春夏因飲食勞倦而得秋冬因傷暑而成然無痰不能作瘧屬三陽宜汗宜吐屬三陰宜下宜溫宜分治之附

柴苓平胃湯四八　治瘧初起熱多寒少宜此方分利

柴胡一錢半　黄芩　蒼朮　半夏各一錢　甘草三分

白术一錢半　白茯苓　陳皮　厚朴　人參
猪苓　澤瀉各八分　桂枝五分

清脾飲八五　服前方一二服不止再用此方

白术一錢半　厚朴八分　白茯苓　半夏各一錢
甘草四分　柴胡一錢半　黄芩一錢二分　青皮
草果　檳榔各七分

右用姜三片棗一枚水一鍾半煎八分空心服渣再併將發時服若大渴加知母麥門冬各一錢　若不

止加常山酒炒一錢半烏梅二個空心五更服即止如不
止再用後方

常山飲附　截瘧神方

常山燒酒炒二錢　檳榔一錢　草果一錢　烏梅二個
知母一錢　貝母一錢半

右用姜三片棗一枚水八分酒七分煎八分露一
宿五更日未出時面東空心服渣用酒浸煎待將
發時先服立效蓋人多畏常山爲吐藥而不輕用

瘧不知瘧因痰作常山吐去其痰而瘧即止瘧止以後方調補

加味補中益氣湯八六 瘧後調理脾胃并治餘熱即前補中益氣湯倍柴胡一錢加半夏黄芩白芍藥各八分 姜棗煎服方見春類

露姜飲附 治脾胃聚痰發爲瘧寒多熱少用生姜四兩和皮帶水搗汁一碗夜露至曉空心冷服立止

咒由科七八　治瘧法不問久新瘧疾一次即愈
·用桃杏棗梨隨用一樣單梨亦好咒曰吾從東南來路逢一池水水裏一條龍九頭十八尾問伊食甚的只食瘧疾鬼先念一遍吹果上念七遍吹果上七次令患人於發日五更雞犬不聞時面東而立將果食之於淨室中安臥忌食瓜果葷腥熱物
此法十治可好八九

附
痢因熱積氣滯而成又夏月過傷生冷以致秋來

發痢先賢謂行血則便膿自愈調氣則後重自除此要法也

枳殼大黃湯 八八 痢初一二日元氣未虛用此方下之

枳殼一錢半 檳榔一錢 厚朴一錢 大黃壯實五七錢虛八三四錢

右用水一鍾半先煎三味至一鍾下大黃再煎二三沸熱服得快利爲妙

止痢極効方八九 既下之後即以此方止之

當歸 赤芍藥 懷生地黃各七分 黃連一錢

甘草三分 酸石榴皮八分 粟殼蜜炒八分 地榆八分

右用水一鍾半煎七分食前服一服即止

二妙香連丸九十 治赤白痢立効

木香一兩 黃連四兩吳茱萸二兩同浸一夜炒乾去茱萸不用

右二味爲末粟米粥爲丸如梧桐子大每服七十

丸食遠白湯下初起宜推蕩本方加大黃二兩檳榔

兩一以行之再以本方加肉豆蔻雞蛋清炒一兩五錢以止之

此謂二妙也

萬氏方治痢十法附　凡下痢惡寒發熱身頭俱痛

此謂表症宜微汗和解用蒼朮川芎陳皮芍藥甘草生姜三片煎○其或腹痛後重小便短此爲裏症宜和中疎氣用炒枳殼製厚朴芍藥陳皮甘草滑石煎○其或下墜異常積中有紫黑血而又痛甚此爲死血症法當用擂細桃仁滑石行之或口

渴及大便口燥辣是名挾熱加黄芩或口不渴身不熱喜熱手慰是名挾寒加姜桂其或下墜在血泄之後此氣滯症宜於前藥加檳榔一枚其或在下則纏住在上則嘔食此爲毒積未化胃氣未平當認其寒則温之熱則清之虚則用參术補之毒解積下食自進其或力倦自覺氣少懶食此爲挾虚症宜加白术當歸身尾甚者加人參又十分重者止用此一條加陳皮補之虚回而痢自止○其

或氣行血和積少但居坐努賁此爲無血症倍用當歸身尾却以生芍藥生地黄而以桃仁佐之復以陳皮和之血生自安○其或經墜退減十之七八穢積巳盡糟粕未實當用炒芍藥炒白朮炙甘草陳皮茯苓煎湯下固腸丸三十粒然固腸丸性燥恐尚有滯氣未盡行者但當單飲此湯固腸丸未宜遽用蓋固腸丸有去濕實腸之功○其或痢後糟粕未實或食粥稍多或饑甚方食腹中作痛

切不可驚恐當以白朮陳皮各半煎湯和之自安
○其或久痢後體虛氣弱滑下不止又當以藥澁之可用訶子肉豆蔻白礬半夏甚者添牡礪可擇而用之然須以陳皮爲佐恐大澁亦能作痛又甚者灸天樞氣海右前方用厚朴專瀉滯凝之氣然厚朴性大温而散久服大能虛人滯氣稍行即去之餘滯未盡則用炒枳殼陳皮然枳殼亦能耗氣比之厚朴稍緩比陳皮稍重滯氣稍退亦當去之

只用陳皮以和衆藥然陳皮去白有補瀉之兼若爲參术之佐亦純作補藥用○凡痢疾腹痛必以白芍藥甘草爲君當歸白术爲佐惡寒痛者加桂惡熱痛者加黄芩達者更能參以歲氣時令用藥萬舉萬全豈在乎執方而已哉

附

火症有虚實輕重輕者可降重則從其性而折之

·實火宜瀉虚火宜補陰虚火動難治宜滋陰降火

升陽散火湯 九一 治男婦四肢發熱筋骨間熱表熱

如火燎於肌膚捫之烙手此病多因血虛而得或脾胃過食冷物鬱遏陽氣於脾土之中並治此火鬱之義也

升麻五分 葛根 羌活 獨活各七分 白芍藥一錢 人參去蘆 黃芪生用各八分 甘草四分半生半炙 柴胡七分 防風五分

右用姜棗水煎溫服

忌生冷寒物此屬火宜補宜散

黄連解毒湯二九　治實火燥亂煩渴蓄熱内熱

黄連　黄芩　黄柏　梔子各等分

右用水煎服加大黄名梔子金花丸亦治實熱火

此實火宜瀉

滋陰降火湯附　治陰虚火動起於九泉此補陰之

妙劑也

當歸一錢　川芎五分　白芍藥薄荷汁炒　黄芩七分

生地黄姜汁炒　黄柏蜜水炒　知母酒炒各二分

柴胡七分　熟地黃八分　麥門冬八分

右用姜一片棗一枚水煎服别以附子爲末唾津調貼湧泉穴○氣虛加人參黃芪各八分○欬嗽加阿膠杏仁各七分　五味子三分○咯唾衂血加牡丹皮八分　藕節自然汁三匙　犀角末五分○此與前補陰散大同小異詳輕重參用○玄明粉秋石皆降火甚速宜頻用之童便亦好方並見前

痰症屬濕乃津液所化因風寒濕熱之感或七情飲

食所傷以致氣逆液濁變爲痰飲故曰痰因火動降火爲先火因氣逆順氣爲要以加味二陳湯主之九三

橘紅去白一錢　半夏製　貝母各一錢半　白茯苓去皮一錢　甘草三分　枳實炒一錢　天花粉七分　黃芩酒炒一錢　白朮一錢二分　防風去蘆　連翹各五分　・香附童便炒一錢　檳榔六分

右用姜三片水二鍾煎一鍾食遠服

半夏湯 附　消痞化痰甚捷

半夏 姜汁拌透晒乾　陳皮 鹽水微浸去白　白茯苓 各二錢

桔梗 去苗炒　枳實 炒各一錢

右用姜三片水煎食遠服或丸亦可

滚痰丸 九四　治一切宿滯及風熱之痰

大黃 錦紋者八兩酒蒸九次　黃芩 酒浸連酒炒乾八兩　沉香 不見火五錢　青礞石 一兩半用焰硝一兩半用火煅如金色去硝

硃砂 天葵草伏過一兩另研

右爲細末麵糊爲丸如菉豆大硃砂爲衣每服五
十丸食後白湯或茶下

清心化痰丸附　養心消痰降火極効

南星一斤爲末用臘月牛膽五箇裝入膽内至春取出淨用十五兩

半夏湯泡七次姜汁浸透晒乾十兩　真玄明粉四兩用臘雪水製的

石膏一斤用甘草四兩同煮一日去甘草晒乾十五兩

白芷四兩　米硃砂用天葵草伏三兩另研

右爲末姜汁糊丸如菉豆大硃砂爲衣每服八丸

十丸食後白湯送下

清肺化痰丸一名祛痰丸清痰降火甚速酒客尤宜

九五

旋復花去梗葉淨末一兩　南星五錢姜製　半夏五錢姜製

右先以南星半夏二味水浸夏二日秋三日冬五日取出晒乾共爲細末九月採半黃瓜蔞六枚淡竹瀝一杯勻和三味共入石臼搗極爛爲薄餅先用黃蒿鋪匣內二寸厚將餅安於蒿上仍用蒿覆

地下咯薄三七日取出晒乾此瓜蔞麯石臼搗爲細末與後開藥合用

白术炒 白茯苓去皮各一兩 黃芩酒炒 黃連姜汁炒 香附童便浸炒 甘草節半生半炙各五錢 枳實麩炒五錢 晉礬 五倍各一錢 陳皮鹽水浸一半去白一半不去白一兩

右爲末與前瓜蔞麯末和勻用淡生姜汁打糊爲丸如梧桐子大每服四五十丸早晚各進一服白湯下右此方出醫家必用古今痰方見効捷者無

右於此服久且能健脾胃試有奇驗痰火爲害危極者擂爛從鼻灌之無不愈者

眩運之症因虛痰火炎上故也宜清陽除眩湯主之

附

旋復花　天麻各八分　半夏製　陳皮　白术

白茯苓各一錢　檳榔八分　人參六分　甘草四分

右用姜三片水煎食遠服

嘔吐翻胃皆屬胃虛氣逆膈上有痰亦有寒有熱宜

大半夏湯隨寒熱加減主之九六

陳皮去白一錢半　茯苓去皮一錢半　半夏姜汁製二錢半

右用水煎臨服入生姜自然汁半盞和服屬熱加芩連各一錢半屬寒加生姜十片同煎服時仍入姜汁半盞屬胃虛加參朮各一錢半服時亦要用姜汁

附

翻胃膈食之症屬氣虛右脉緩而無力者是宜人參白朮茯苓甘草少屬血虛左脉數而無力滯濇者是撫芎七分　白芍藥一錢半　當歸一錢　熟地黃一錢半　紅花

三分氣血俱虛口中多出涎者十七併用前方味屬痰脉多滑數寸關脉沉或伏而大者是宜陳皮去白一錢半半夏二錢薑製茯苓一錢半甘草五分屬熱六脉洪數有力者是宜黃芩黃連黃栢梔子各等分寒六脉沉微而遲者是宜人參白朮乾姜各一錢甘草減半加白豆蔻仁丁香沉香各七分並用童便韮汁牛羊乳竹瀝姜汁共半鍾入前藥半鍾和勻服一日服一次此法雖緩不犯狼燥若能清心寡欲內觀自

蠱脹久必獲奇効

黃疸症專屬濕熱盦麯相似宜茵陳五苓散主之

茵陳三錢　白朮　赤茯苓各一錢半　豬苓一錢　桂二分　澤瀉一錢　蒼朮　山梔　滑石各一錢二分　甘草炙二分

右用水煎入燈心一握食遠服、

秘傳棗礬丸附　治黃胖累有奇効附

紅棗一斤去核　雞肫皮四箇焙乾爲末　皁礬二[illegible]

釅醋一碗

右爲末醋煮飛羅麵爲丸如菉豆大每服五十丸

食遠酒下

附夏月時氣瘟疫并傷寒傷風並宜十神湯隨兼症

加減用

川芎　白芷　麻黃　紫蘇葉各七分　乾葛一錢

升麻七分　陳皮　香附　赤芍藥各八分

右用姜三片葱白五寸淡豆豉二錢半水一鍾半

煎八分熱服無汗惡寒發熱依本方〇熱甚加黄芩一錢半石膏二錢〇有汗去麻黄葱白

附河間先生製雙解散即防風通聖散合益原散是專治夏月傷寒時行瘟熱等症隨所見症加減用之極爲切當但大黄芒硝麻黄三味須對症漸加減自利去大黄芒硝自汗去麻黄葱白防風通聖散方見燥類益原散一名六一散方見本類前

醫便卷二終

醫便卷三

海陽　張受孔忠如父
姚學顔伯愚父　重訂

秋月諸症治例 附

內經曰：秋三月，此謂容平。天氣以急，地氣以明。早臥早起，與雞俱興。使志安寧，以緩秋形。收斂神氣，使秋氣平。無外其志，使肺氣清。此秋氣之應，養收之道也。逆之則傷肺，冬爲飧泄，奉藏者少。○大抵秋三月天氣清肅下降人氣亦下降故秋月諸症宜下謂下分泄也利謂利小便宜清和解不宜升散○秋月肺大腸金氣用事金旺則木受制故有諸欝諸氣諸痛諸瘡諸積等症治法當隨症輕重加減治之故秋月宜培脾土以生肺金滋腎水以養肝木養血以潤燥損其有餘益其不足此大法也今將秋月諸症宜用之方詳陳於左隨症活法用之毋蹈實實虛虛之弊

參蘇飲九八　治秋月傷寒發熱頭疼咳嗽或中脘痞

滿嘔吐痰水寬中快膈不致傷脾及感冒風邪頭疼鼻塞憎寒壯熱名曰重傷風服之極効

人參八分　紫蘇葉　前胡　半夏　葛根各一錢

茯苓　桔梗　枳殼　陳皮各八分　甘草四分

羌活　蒼术

右水一鍾半姜三片葱頭一根煎八分熱服○

・咳嗽加五味子五分杏仁七分　久嗽有肺火去人參加桑白皮杏仁各八分○鼻衂加麥門冬山梔仁炒黑烏梅茅

根各一錢 ○嘔逆加砂仁五分 ○脚泄加白术黄芪白

扁豆蓮肉各一錢

氣症有九其治則一惟順與降最爲要法須兼鬱治宜用十六味木香流氣飲主之此方治男婦五臟不和三焦氣壅心胸痞悶咽塞不通腹脇脹滿嘔吐不食上氣喘急欬嗽痰盛面目浮四肢腫小便秘大便結憂思太過陰陽之氣鬱結不散壅滯成痰脚氣腫痛并氣攻肩背脇肋走注痛並宜服之

九

紫蘇葉　當歸　川芎　青皮　烏藥　桔梗

白芍藥　茯苓　半夏　黃芪　枳實各八分

防風五分　甘草三分　木香五分　陳皮

檳榔各六分

右用水二鍾薑三片棗一枚煎一鍾不拘時温服

五磨飲子一百　治七情鬱結等氣或脹痛或走注攻

衝

木香　烏角沉香　檳榔　枳實　台烏藥

右各等分以白酒磨服

開鬱湯一百一　治惱怒思慮氣滯而鬱一服即效

香附童便浸炒　貝母各一錢半　蒼朮　撫芎　神麯炒

山梔炒　陳皮去白　茯苓　枳殼去穰麩炒

蘇梗各一錢　甘草三分

右用姜一片水二鍾煎一鍾食遠服○有痰加半夏南星各一錢　有熱加黃芩黃連各八分　柴胡一錢　血鬱

加桃仁紅花各八分 濕加白术羌活各一錢 氣加木香五分 檳榔八分 食積加山查神麯各一錢 砂仁七分

錢瓮先生交感丹百二 治先富後貧先貴後賤或終身不得志抑快不得快及婦人七情鬱結師尼寡婦抑鬱不開並効

香附童便浸高一指待七日洗淨曬乾搗碎醋炒一斤

白茯神去皮心四兩人乳浸日曬夜露七日夜

右二味爲末煉蜜七分神麯三分打糊和爲丸如

彈子大每服一丸不拘時滚白湯化下

加味越鞠丸　三百　常服調脾開鬱思食

香附童便浸晒乾炒四兩　蒼术米泔浸去皮麸炒四兩　撫芎四兩

山梔四兩姜汁炒　神麯炒四兩　陳皮去白二兩　白术炒一兩　山查去子淨肉二兩　黄芩酒炒一兩半

右爲末水丸如梧桐子大每服六十丸食後白湯下

潮熱之症有陰陽之分平旦潮熱自寅至申行陽二

十五度諸陽用事熱在行陽之分肺氣主之宜白虎湯瀉肺中之火日晡潮熱自申至寅行陽二十五度諸陰用事熱在行陽之分腎氣主之故用地骨皮以瀉血中之火蓋地骨皮瀉腎火總治熱在外牡丹皮治心包絡之火無汗而骨蒸又能瀉陰中伏火四物湯内加此二味治陰分潮熱極効婦人骨蒸潮熱以逍遥散加此二味累用尤妙若氣虛潮熱用黄芪三錢人參甘草各一錢五分甚者加熟附

五分二三服即効蓋甘温能除大熱也若血虚發熱用四物湯加柴胡防風地骨皮極効

附

加味犀角地黃湯百四　治吐血嘔血衄血蓄諸失血乃火載血上錯經妄行其脉必芤此方主之身熱脉大者難治血症復下惡痢者易愈

犀角鎊　生地黃　芍藥　牡丹皮　麥門冬

黑山梔仁炒黑韮菜根自然汁吃透各等分

右每服五錢水一鍾半煎七分温服

一方　治吐血不止用乾姜炒黑臘月裝入牛膽內至春取出爲末每用方寸匕童便調下立効此從治也

一方　治諸失血用壯血餘燒灰存性每服二錢米飲調下立止衄者以少許吹入鼻中妙

玄霜膏（百五）　治吐血虚嗽神效

烏梅（煎濃汁四兩）　姜汁（一兩）　蘿蔔汁（四兩）　梨汁（四兩）

柿霜（四兩）　款冬花　紫菀（各二兩俱爲末已上藥製下聽用）

另用白茯苓十兩取淨末半斤用人乳三斤將茯苓末浸入取出晒乾又浸又晒乳盡爲度却將前冬花紫菀末柿霜白糖并各汁再加蜜糖四兩和匀入砂鍋内漫火煎熬成膏丸如彈子大每服一丸臨臥時噙化薄荷湯嗽口半月即効而愈

溺血屬熱盛下焦痛者爲血淋不痛者爲溺血生地黄飲主之百六

生地黄四錢　小薊一　滑石　通草　蒲黄炒

淡竹葉　藕節　當歸　山梔　甘草稍各一錢分

右用水煎空心服并治血淋

小兒溺血附　用甘草升麻煎湯調益原散空心服

立效

清心蓮子飲百七　治遺精夢泄赤白濁

黃連　生地黃酒洗　麥門冬　當歸酒洗各一錢

甘草半生半炙五分　茯苓一錢二分　遠志七分　酸棗仁八分　石蓮肉一錢二分　人參八分初起不用

右用水煎空心服

金櫻煎丸（百八）　治夢遺精滑及小便後遺瀝或赤白濁

芡實粉（四兩）　白蓮花鬚（未開者佳二兩）　白茯苓（二兩去皮心）　龍骨（煅五錢）　秋石（眞者一兩）

右藥爲末聽用外採經霜後金櫻子不拘多少去子并刺石臼內搗爛入砂鍋內用水煎不得斷火煎約水耗半取出澄濾過仍煎似稀餳和藥末爲

丸如梧桐子大每服七八十丸空心鹽酒下餘膏每用一匙空心熱酒調服其功不可具述

歸脾湯百九　治思慮過度損傷心血健忘怔忡不寐此藥解鬱結養心健脾生血

白朮　白茯苓　黃芪　當歸各一錢　木香三分

圓眼肉三枚　人參八分　甘草炙三分

酸棗仁炒研一錢二分

右用薑一片棗一枚水煎食遠服

自汗陽虛宜黃芪白朮湯主之百十

黃芪一錢半 人參一錢 白朮麸炒一錢一分 甘草炙五分 當歸八分

右用浮小麥一撮水一鍾半煎七分食遠服忌五辛熱物

盜汗陰虛宜當歸六黃湯主之乃治盜汗之聖藥也百十一

當歸 生地黃 熟地黃各一錢 黃連炒

黃柏炒　黃芩炒各八分　黃芪一錢半　牡蠣煅五分

右用水二鍾煎一鍾臨臥通口服

附

耳鳴肺火盛腎氣虚宜四物湯四錢黃柏三錢萆

便煎空心服

通靈丸百十二　治耳聾

松香五錢　巴豆二十粒為末

右將松香溶化入巴豆末和勻葱汁為丸如棗核

大綿裹塞耳左聾塞右右聾塞左兩耳聾次第塞

之

治耳痹出膿附

白枯礬五錢　麝香五厘　明消鹽三分半　陳皮灰五分

右爲末先用綿枝子纏去膿另用綿裹藥作丸塞

耳內

四物三黃湯百十三　治目赤暴發雲翳赤腫痛不可

忍

當歸　川芎　芍藥　生地黃各一錢　羌活

防風　黄芩　龍膽草　甘菊花　黄連各八分

玄參　薄荷各五分

右用水一鍾半煎八分食後通口服

石膏羌活散百四十　治久患兩目不見光明遠年近

日内外氣瘴風熱上攻昏暗拳毛倒捷一切眼疾

並宜服之

羌活治腦熱頭風　蜜蒙花治羞明怕日　木賊退翳障

白芷清利頭目　蔴子起拳毛　細辛起倒捷　川芎治頭

風　蒼朮行氣開鬱　石膏去胃熱　甘菊花明目去風

黃芩退肺火　荊芥治目中生瘡　藁本治偏正頭風

甘草和諸藥各等分

右爲末每服一錢至二錢食後臨臥用蜜水一盞調下或清茶亦可日進三服十日漸明二十日大驗此方治數十人俱效後人加當歸枸杞子梔子仁連翹柴胡薄荷防風桔梗天麻各等分爲小丸服亦效

[illegible]味羊肝丸 百十五 治一切目疾翳膜内外障

白乳羊肝一具以竹刀剖開去膜蒸熟搗如泥 甘菊花五錢

黃連一兩 防風去蘆 薄荷去梗 荊芥穗去梗淨

羌活 當歸 生地黃各五錢 川芎三錢

右爲末羊肝泥和爲丸如丸不就加少酒糊丸如梧桐子大每服六七十丸食後漿水下臨臥茶清下減半

育神夜光丸 百十六 明目去翳障神効

當歸酒浸洗全用烘乾　遠志以甘草水煮去心　牛膝去蘆酒洗
懷慶者佳　甘菊花去梗葉　地骨皮去木洗淨　甘州枸
杞子去梗　兎絲子酒洗去土再以酒浸經宿煮爛搗成餅晒乾聽用
懷生地黃酒洗　懷熟地黃酒洗煮爛二味同入石臼內搗如泥
右除地黃外共爲末以地黃膏和勻煉蜜爲丸如
梧桐子大每服六十丸空心鹽湯食後溫酒臨睡
茶清送下

洗眼方　附

當歸　黃芩　黃連各一錢　銅綠　皮硝

白礬各七分

右藥以絹袋盛煎湯洗目極明去熱

又方附　用王瓜去穰以皮硝裝入醃一宿待其硝吐

目極明

清胃散百十七　治胃經風熱牙齒或牙根腫痛或牽

引頭腦俱痛或面上發熱並治此方累用極効

當歸身酒浸　黃連　生地黃酒洗各一錢　升麻二錢

石膏二錢　牡丹皮去木一錢五分

右用水煎食後少時服

治風蟲牙疼痛不止附

芫花　小麥　細辛　川椒　蜂房　食鹽各一錢

右用水煎漱之勿嚥極効

白蒺藜散百十八　治牙疼齦腫動揺常擦固齒

用白蒺藜不拘多少去刺爲粗末每服五錢淡漿

水半碗煎七八分去渣入炒鹽末一撮帶熱時時

藏之别無所忌然雖藥味不衆蓋單方之藥取効
甚速神仙秘旨云若人服蒺藜一年以後冬不寒
夏不熱服之二年老者復少髮白復黑齒落更生
服之三年長生輕身今雖不作湯散服餌久而漱
之其効亦同

烏鬚固齒方 附

七月取旱蓮草連根一斤用無灰
酒洗凈用青塩四兩醃三宿取出無油鍋内炒存
性時將原汁漸傾入炒乾爲末每日清晨用一錢

刷牙連涎蘸下此二方簡而效大

治陰虛氣鬱牙出鮮血方 百十七

川芎　當歸　白芍藥　生地黃　生甘草減半

牛膝　側柏葉　香附各等分

右用水一鍾半煎八分食稍遠服

治舌上無故血出如線不止用槐花炒爲末摻之附

治小兒走馬牙疳一時腐爛即死此方極効神速

用婦人溺桶中白垢火煅一錢 銅綠二分 麝[illegible]一分

各研和勻敷上立愈

既濟丹百二十 治口舌瘡神効

用黄連乾姜等分爲末搽上流涎即愈

附 治小兒口瘡不下乳食以白礬湯於脚上浸半日頓寬試効再以黄柏蜜炙殭蚕炒等分爲末傳瘡上立下乳而安

蒼耳丸附 治鼻流濁涕不止名曰濁淵

辛夷去梗五錢 蒼耳子一錢半 白芷一兩

薄荷葉五錢

右爲末水丸彈子大每丸一錢每服二丸食後葱茶湯下

治血熱入肺名曰酒齄鼻此丸主之十一百二

用苦參淨末四兩當歸淨末二兩和勻酒糊丸如梧桐子大每服七八十丸食後熱茶下一方盡立效

喉痺十八症皆屬熱重者宜吐宜刺出血又針少商

照海二穴極効宜服氷梅丸此方治喉痺十八種俱効附

大南星鮮者二十五箇切片 大半夏鮮者五十箇切片 白礬四兩 皂角四兩去核子淨 防風四兩 鹽四兩 桔梗二兩 朴硝四兩

揀七分熟梅子大者一百箇先將硝鹽水浸一周時然後將各藥碾碎入水拌勻却將梅子置于水中其水過梅子三指為度浸至七日取出曬乾又

入水中浸透又晒乾候藥水盡爲度却將梅子入
磁瓶密封之如霜衣起更妙若用時以薄綿裹之
噙在口令津液徐徐嚥下痰出即愈一梅可治三
人不可輕棄

青龍膽 附　治咽喉閉塞腫痛并單雙乳蛾大有神
効用青魚膽不拘數以好鴨嘴膽礬逐箇裝滿陰
乾爲末淨用三錢黑牛膽一箇以白硼砂裝入陰
乾爲末淨用二錢山豆根末一錢右三味和匀加

氷片三分點至蛾上或吹入神効此二方俱試効

過

牛旁子散百二十二 治風熱上攻咽喉腫痛或生癰瘡

潰爛

牛旁子二錢 玄參去蘆 升麻 桔梗去蘆 黄芩

犀角鎊 木通去皮 生甘艸各一錢

・右作一服水二鍾煎八分食後服

烏鬚羊肝丸百二十三 不獨烏鬚髮亦能明目

黑羊肝一具竹刀切片攞磁盆内羊膽汁塗晒乾

日日將膽汁塗晒至百箇爲上少則三五十箇惟

膽汁多爲佳晒時以稀絹罩之免蠅灰點汙次用

當歸四兩酒浸　熟地黄用懷慶者酒蒸晒九次乾六兩　白芍藥酒炒

川芎　何首烏酒拌洗淨蒸晒乾各四兩　覆盆子炒

旱蓮草蒸過　山茱萸酒浸去核晒乾淨肉各四兩　白茯苓去皮切片人乳浸晒夜露候乾

生地黄懷慶者酒洗各四兩

壯血餘并童男童女髮自己髮胎髮不拘數俱用

花椒煎沸湯泡過洗淨晒乾入小𦉢罐內黃泥封固濟炭火煆通紅埋地中三日取出去土敲破罐刮下研入要以四兩爲佳無則一兩亦可

右藥俱不犯鐵器各晒乾石磨磨爲末另用熟地黃十二兩用酒濃煎汁二碗去渣煮糊爲丸如梧桐子大每服空心酒下一百丸臨睡酒下七十丸

極能烏鬚髮聰耳明目悅顏色

染鬚方 附一方只用釅茶滷調煮起金花爲度搽妙

五倍子不拘多少，去灰，研，入新鍋内炒存性，再以青布兜，脚踏成餅，以尾礶收，每用一錢　麥麵炒黃色，三分　白礬二分　食鹽二分

紅銅末醋炒通紅，再用醋淬，研細收貯，每用二分

右爲細末，用細茶五錢，石榴皮、柯子肉各一錢，濃煎汁半酒盞，調藥於小盞内，以銅杓注水，將藥盞放杓内，漫火煮，量入水平盞七分，勿令水入盞内，煮待藥面如綠雲色皺起爲度。次將皂角、白礬洗淨鬚髮鬢，拭乾，將盞内藥搽根并鬢數十次，微火

烘略乾却盡將藥搽染鬚鬢上以濕紙數層搭貼在鬚鬢上外以青布兜之至天明鬚下乾了將溫溫皂角水洗淨根下若黑以指點油擦之少傾以指搽之如鬚乾燥以絹包核桃肉擦之連染二次如法其光潤可同生成者杓內煮藥水且留每夜擦根下一二次則不生白短根如同自然之妙

・・冬月諸症治例

內經云冬三月此謂閉藏水冰地圻無擾乎陽早臥

晚起必待日光若有私意若已有得去寒就溫無泄皮膚使氣亟脫此冬氣之應養藏之道也逆之則傷腎春爲痿厥奉生者少〇大抵冬氣嚴寒萬類潛藏君子固密毋觸冒寒邪其觸冒者即傷寒也悉遵仲景法茲不詳及〇冬三月太陽寒水用事水旺則火受邪金寡於畏故喘嗽腹滿急痛癥瘕積聚堅痞癩疝下利濟白吐利腥穢中風癱瘓屈伸不便厥逆等症作矣治宜溫中散寒不宜攻下利泄今將冬月諸

治宜用諸方詳𨻶於左對症用之則𤼵無不中矣

中風口禁先用通關散吹入鼻中候噴嚏口開次用

眞正蘇合香丸姜汁調和灌醒後用此方治之

白术　天麻　當歸　川芎　桂枝減半　半夏

南星　陳皮各等分

右用水煎加竹瀝一盞姜汁半盞和服則漸舒矣

通關散百二十四

遼細辛去土葉　猪牙皂角去弦子炙赤各一兩

藜蘆生用五錢

右爲末每用一字吹入鼻孔中得嚏爲妙

愈風飲百二十五　治半身不遂手足欠利語言費力呵欠噴嚏面木口眼歪斜寬弛頭目眩暈痰火熾盛筋骨時痛頭疼心悸

川芎一錢二分　當歸一錢二分　生地黄姜汁炒八分

紅花四分酒洗　牛膝八分酒洗　半夏一錢姜製　熟地黄

姜汁炒八分　橘紅八分水洗　羌活六分　防風六分

天麻一錢　南星姜製一錢　白茯苓一錢　黃芩八分酒炒
薄桂枝六分冬月七分　酸棗仁八分炒　白朮一錢五分
甘草炙四分　白芍藥二錢酒炒　黃柏三分酒炒夏月五分
右作一服水二鍾煎一鍾臨服入姜汁淡竹瀝各
三茶匙清晨溫服此藥活血消痰疏風順氣走肌
表利關節累用極効冬寒之月減黃芩三分加炮
川烏二分桂亦減半風病減川烏桂俱不用羌活
風家要藥若冬有遇有感冒加至一錢故治風莫

先於順氣氣順則痰清火降而風自息矣

烏藥順氣散百二十六　治男婦風氣攻注四肢骨節疼痛遍身麻痺手足癱瘓語言蹇澁筋脉拘攣及脚氣步履艱辛腰膝軟弱婦人血風并老人冷氣胸膈脹滿心腹刺痛吐瀉腸鳴等症

麻黄去節　陳皮去白　烏藥去木各一錢半　川芎

枳殼麸炒　白芷　白殭蠶炒去絲　乾姜炒四分

甘草　桔梗各八分

右用姜三片葱白三寸水酒一鍾半煎八分食遠服○拘攣加木瓜石斛各八分○濕氣加蒼朮白朮各一錢檳榔七分○脚氣浮腫加牛膝五加皮獨活各八分○遍身疼痛加官桂五分當歸一錢二分乳香没藥各七分另研和服○腰疼加杜仲一錢大茴香七分○虚汗去麻黄加黄芪一錢半○潮熱去乾姜加黄芩柴胡青藤根各八分○胸膈脹滿加枳實莪朮各八分○脇間疼痛加虎脛骨石楠葉青木香各八分○頭眩加細辛

五分　芽茶七分　手足不能舉動加防風川續斷威靈仙各一錢　○陰積浮腫合和五積散○四肢皆有疼痺加川烏附子交桂各八分　○麻痺疼痛極者合三五七散○左癱右瘓加當歸天麻白蒺藜各一錢　一二三年不能行者合和獨活寄生湯服○服人血氣加防風荊芥薄荷各七分　風氣日夜疼痛午間輕夜又重合和神秘左經湯

稀薟丸百二十七　治肝腎風氣四肢無力麻痺筋骨疼

痛腰膝瘦弱亦能行大腸氣又治二十五般風腫
立瘥常服此丸必獲奇効其功不可具述
用豨薟草一味此草處處有之俗呼為火枕草其
葉對節而生似蒼耳葉用五月五六月六七月七
九月九收採洗去土摘其葉不拘多少曝乾舖入
甑中用好酒和蜜層層勻酒蒸之復晒如此九次
為末煉蜜為丸如梧桐子大每服四十丸或五十
丸空心無灰酒送下

搜風順氣丸百二十八　治三十六種風七十二般氣上熱下冷腰脚疼痛四肢無力多睡少食漸漸黄瘦顏色不完惡瘡下痿風氣癥癖氣塊老人小兒皆可服大能補精駐顏疏風順氣

車前子二兩半　檳榔　大麻子微炒去殼另研

牛膝酒浸二宿　兎絲子酒蒸搗餅晒乾　枳殼麩炒

郁李仁湯泡去皮另研　山藥姜汁炒各二兩　防風去蘆

獨活去上各一兩　山茱萸去核淨肉二兩　大黄五兩半生

半
煨

右爲末煉蜜爲丸如梧桐子大每服三十丸漸加至四五十丸酒茶米飲任下百無所忌空心臨睡各一服久服去腸中宿滯精神强健百病不生耳目聰明腰脚輕健老者及少孕婦弗服如服藥覺臟腑微動以羊肺羹補之又治腸風下血中風癱瘓語言蹇澁百病皆治老人尤宜

冬月正傷寒悉遵用仲景治法不可移易惟内傷生

冷外感風寒頭疼發熱肩背拘急心腹痞悶嘔逆
惡風四肢浮腫寒熱往來腰膝疼痛及婦人經候
不調並宜服生料五積散（百二十九）

川芎　當歸　白芍藥（各一錢）　枳殼　白芷
麻黃（去根節）　半夏（各一錢二分）　厚朴　官桂
乾姜　桔梗　茯苓　陳皮（各八分）　蒼术（一錢半）
甘草（五分）

右用姜五片葱白二根水二鍾煎一鍾温服甚效

○足浮腫加和五加皮散○老人手足疼痛加和順元散○手足風緩加和烏藥平氣散○四肢濕痺加和烏藥順氣散○因濕所感加和檳蘇散○已成風痺加羌活獨活防風○婦人經不調加柴胡生地黄

加藏消風百解散百三十　治冬月傷感風寒頭痛項強壯熱惡寒身體煩痛四肢倦怠痰壅喘嗽涕唾稠粘自汗惡風並宜服

川芎 白芷 陳皮各一錢 蒼朮一錢半

紫蘇一錢一分 麻黄去根一錢半 桂枝八分 甘草五分

右用姜三片葱白二根烏豆一撮水一鍾半煎一鍾温服以汗爲度無汗再服

清肺飲子百三十一 欬謂有聲肺氣傷而不清嗽謂有痰脾濕動而生痰欬嗽者因傷肺氣而動脾濕也病本雖分六氣五臟之殊而其要皆主於肺蓋肺主氣而聲出也治法雖分新久虚實新病風寒則

散之火熱則清之濕熱則瀉之久病便屬虛屬鬱氣虛則補氣宜加四君子血虛則補血宜加四物湯鬱則開鬱宜加撫芎香附兼痰則消痰宜加半夏瓜蔞仁滋之潤之斂之降之此治嗽之大法也

杏仁（去皮尖）、白茯苓（各一錢） 桔梗 甘草

五味子（各五分） 橘紅（七分）、貝母（一錢一分）

右用姜水煎食遠服○凡嗽春多上升之氣宜清肺抑肝加川芎白芍藥半夏（各一錢） 麥門冬黃芩知

母各七分　○春若傷風欬嗽鼻流清涕宜清凉解散加防風薄荷炒黃芩麥門冬紫蘇各八分　○夏月多火熱炎上最重宜清肺降火加桑白皮知母黃芩門冬石膏各一錢　○秋多濕熱傷肺宜清熱瀉濕加蒼朮桑白皮各一錢　防風五分　黃芩山梔各七分　○冬多風寒外感宜解表行痰加黃麻桂枝半夏生姜乾姜防風各一錢　○肺經素有熱者再加酒炒黃芩知母各五分　若發熱頭疼鼻塞聲重再加藁本川芎

前胡柴胡各一錢〇有痰加半夏南星枳實〇濕痰
脾困再加蒼朮白朮各一錢〇有痰而口燥咽乾勿
用半夏南星宜加知母蜜水炒貝母瓜蔞仁黄芩炒各
一錢〇夏月熱痰或素熱有痰加黄芩黄連知母各八
分石膏一錢半〇上半日嗽者胃中有火加貝母石
膏黄連各一錢〇五更嗽者加同上〇黄昏嗽者火
浮於肺不可正用寒凉藥宜加五味子五倍子訶
子皮各七分斂而降之〇欬嗽日久肺虚宜滋氣補

血加人參黄芪阿膠當歸天門冬款冬花馬兜苓酒炒芍藥之類肺熱喘欬去人參用沙參此兼補血氣也○午後欬者屬陰虛即勞嗽也宜補陰降火加川芎當歸白芍藥熟地黄黄柏知母天門冬瓜蔞仁各一錢竹瀝姜汁傳送此專補陰血而降火也○火鬱嗽謂痰鬱火邪在中宜開鬱消痰用訶子皮香附童便製瓜蔞仁半夏麯海石青黛黄芩等分爲末蜜丸噙化仍服前補陰降火條所加藥矣

治則戍勞○痰積食積作欬嗽用香附瓜蔞仁貝母海石青黛半夏麯軟石膏山查枳實黃連姜炒各等分爲末蜜丸噙化○勞嗽見血加阿膠當歸白芍藥天門冬知母桑白皮亦於前肺虛陰虛二條參用大抵欬嗽見血多是肺受熱邪氣得熱而變爲火火盛而陰血不得安寧從火上升故致妄行宜瀉火滋陰忌用人參黃芪等甘溫補氣之藥然亦有氣虛而欬血者則宜用人參黃芪欵冬花

等藥但此不多耳○因欬而有痰者欬爲重主治
在肺因痰而致欬者痰爲重主治在脾但是食積
成痰痰氣上升以致欬嗽只治其痰消其積而嗽
自止不必用肺藥以治嗽也

附

喘嗽遇冬則發此寒包熱也解表熱自除喘嗽亦止

枳殼　桔梗　麻黄　防風　陳皮　黄芩

木通　紫蘇　杏仁各等分

右用姜三片煎服

治風寒欝于肺夜嗽者宜此方亟痰清嗽止亦治喘哮附

麻黄不去節根　杏仁不去皮尖　甘草生減半　知母　貝母各一錢

右用姜三片水煎服有熱加黄芩一錢

小青龍湯附治寒嗽極効方見春類

治男人痞塊女人血塊此方極効此藥性不猛而

功效速

阿魏一兩　木耳四兩爲末　生漆濾去渣淨四兩　蜜六兩

右用錫罐一箇盛藥封固放鍋内水煮三炷香了取起冷定每服二茶匙燒酒送下白進三服忌油膩魚發物

瓦壟子丸百三十二　治血塊丹溪云消血塊極効

瓦壟子即花蚶也取殼燒以醋淬三次爲末醋膏丸如梧桐子大每服七十丸酒下能消一切血氣

癥瘕兼能消痰飲

蜀葵膏附 用蜀葵根煎湯去渣再入人參白术青皮陳皮甘草稍牛膝各等分煎成湯入研細桃仁玄明粉各少許乘熱飲之二服當見塊下如病重者須補接之後加減再行此方且攻且補亦有至理

通玄二八丹百三十三 治腹内飲食宿滯積聚止瀉痢之妙藥如治積聚清晨用姜湯服稍瀉二三行即除却以溫粥補住如治瀉痢食後用清茶服之即

止能行能真仙方也

黄連半斤淨 白芍藥五錢淨 當歸五錢淨

烏梅去核五錢淨 生地黄五錢淨

右爲末用雄猪肚一箇以藥盛於内用線縫之用韮菜二斤鋪甑底於鍋内蒸之候湯乾再添水蒸一日以藥熟爲度就猪肚共藥石臼内搗爛爲丸如梧桐子大每服七十丸照前引下

追蟲

黑牽牛四兩半生半炒 檳榔二兩

右二味爲末每服大人三錢小兒一錢半五更空
心滚水調下凡服藥須上半月蟲頭向上有効若
下半月蟲頭向下則不効矣

治痞結年久成龜鱉者累用極効附

用老軍需一味春夏用莖葉秋冬用根不拘多少
用好生酒一礶外用鯽魚一雙和藥同入礶内日
落時煮以魚熟爲度令患人先食魚次飲酒樸至
次早去大小便見物下即是効如不應連服三五

大追其物無跡神効妙不可言而仁人君子切不可輕忽

按本草云老軍需春夏秋冬常有青出衆草爲會莖藤青葉似檟葉而尖小根如髮鬚白似芋頭根牽藤而去俗名社公口鬚亦治癧毒樣根擂生酒服渣敷患處

治痞積氣塊神方 附

其症初則如彈漸長如刀或如梭如碗形狀不同令人面黃體瘦飲食少思久治

不瘥服此方二月漸消三月斷根

用豬澁皮七箇即豬赤胰新針七箇每澁皮用針一箇將針刺破內外外用好明滑皮硝七錢研爲細末擦於澁皮上醃七日取出用銚器焙乾研爲細末再用水紅花子七錢焙乾爲末與前末和勻每服三錢清晨無灰好酒調服忌生冷房室惱怒

·不論男婦老少腹之左右並皆治之若頻服五七料大便下濃血即是効驗切不可用别藥補之爲

妙此藥只可春秋冬合夏恐壞了澁皮若夏月急

用將澁皮醃懸放井中一七取出用之亦妙

烏梅丸 百三十四 治酒積消食積化痰飲神效

烏梅肉去核淨半斤 半夏四兩 生姜自然汁半斤

白礬四兩

右先將半夏烏梅粗末次將白礬化開并姜汁共

煎末拌勻新瓦二片夾定炭火上焙三日三夜以

乾爲度次入神麯麥芽陳皮青皮莪术枳殼丁皮

檳榔各二兩共爲細末酒糊爲丸如梧桐子大每服五十丸食遠姜湯下

按此方治酒積極効

治一切水腫单腹脹蠱脹氣虚中滿神効煎方 百三十五

茯苓皮 草果皮 五加皮 大腹皮

茸草皮 牡丹皮 地骨皮 生姜皮

木通皮 木瓜皮 大腹子 車前子

葶藶子 兎絲子 紫蘇子

共咀片水二鍾煎至八分服之如要斷根者將十五味藥等分爲細末各一錢五分雄猪肝一箇不下水者先將溫水煮一滚用竹尖鑽孔數箇入藥在内蒸熟切片搗蒜蘸食之不過一二箇永不發

調中健脾丸 百三十六　治单腹脹及脾虚腫滿膈中閉塞胃脘作疼益皆神効此藥不傷元氣服有大益

白术 一兩黃土水拌炒　人參 二兩　白芍藥 二兩半火煨

黃芪 二兩蜜炙　陳皮 三兩鹽水拌炒　半夏 三兩湯炮七次

蒼朮二兩米泔浸一宿炒　茯苓二兩　香附三兩童便浸一宿

澤瀉二兩半炒　紫蘇子一兩半炒　黃連二兩半吳茱水浸一宿炒去萸不用　蘿蔔子一兩半炒　薏苡仁三兩炒　山查肉三兩炒　草荳仁一兩半酒拌炒　五加皮二兩炒

沉香六錢另研不見火　瓜蔞煅一兩

煅瓜蔞法附　用大瓜蔞二箇鏤一孔每入川椒三錢

・多年糞礞二錢敲米粒大俱納入瓜蔞內外以綿紙糊完再用細紙觔鹽泥封裹完固晒乾入火內

煆通紅爲度取出擇去泥與黑皮一併入藥
右共爲細末煎薄荷大腹皮湯打黄米糊爲丸如
梧桐子大每服百丸日進三次白湯下

治心腹痛煎方 附

半夏一錢二分 茯苓 陳皮各八分 甘草炙四分
川芎一錢 蒼术一錢 梔子韭根汁炒二錢
黑乾姜炒成炭七分存性
右用生姜三片水煎服

仙方沉麝丸百三十七　治心痛腹癰氣痛不可忍三服除根

沒藥　血結　沉香　辰砂各五錢另研

麝香三錢另研　木香一兩

右各研爲細末和匀用甘草熬膏爲丸如芡實大每服三丸不拘時姜塩湯嚼下婦人産後血氣刺痛極効若加當歸琥珀各一兩乳香五錢名神仙聚寶丹治心腹痛及婦人血氣腹痛其効尤速親

見服者永不再發

青娥丸 百三十八 治腎虛腰膝足痛滋腎益陰壯陽久服奇効

破故紙 川者隹洗淨酒浸少時隔紙炒香四兩 杜仲 四兩去粗皮姜汁炒去絲 川萆薢 眞者四兩一兩塩水一兩米泔水一兩童便一兩無灰酒各浸一宿曬乾 胡桃肉 湯泡去皮八兩 黃栢 蜜炒四兩 知母 蜜炒四兩 壯牛膝 去蘆酒洗淨四兩

右爲末春夏用糯米糊秋冬煉蜜將胡桃肉搗爛

爲膏和勻搗千餘下丸如梧桐子大每服七八十丸空心鹽酒或鹽湯下以乾物壓之

當歸活血湯百三十九　治寒濕氣血凝滯腰痛

當歸酒浸　杜仲姜汁炒去絲各五錢　赤芍藥　白芷　威靈仙各三錢　肉桂一錢

右用水酒各一鍾煎至一鍾空心服加羌活二錢防風一錢亦好

頭痛一症屬痰者多有熱有風有血虛此方爲主加

對症藥立効 附

片黄芩酒浸炒一錢半 蒼术 防風 白芷

羌活各一錢 細辛六分

右用姜三片水煎食畧遠服

左痛屬風與血虚加川芎當歸各一錢半 荊芥薄荷各八分○右痛屬痰加半夏一錢半 茯苓陳皮各一錢 甘草生三分○瘦人多兼熱倍用酒芩少佐石膏肥人多是濕痰加川芎南星半夏各一錢倍蒼术○痰厥頭

痛非半夏不能除頭旋眼黑風虚内作非天麻不
能除茲宜倍用之

治脚氣方十百四　累試神効絶勝諸方

麻黄三兩去根留節炒黄　姜蚕三兩炒爲末　没藥

乳香另研各五錢　丁香一錢

右各另研爲末和匀每服一兩好酒調下取醉汗

出至脚爲度盖儘汗乾即愈後用五枝湯洗用桃

柳梅槐桑採嫩枝煎湯先飲好酒三盃再洗脚佳

痛爲妙

治諸疝海上方

用黑雄猪腰子一對不見水去膜并内血切片用大小茴香各二兩俱炒爲粗末同腰子拌匀再以前猪尿胞一箇入腰子茴香末於内扎住用生白酒三碗入砂鍋懸煑乾至半碗取胞切碎連藥焙乾爲末將前煑藥剩酒打麵糊爲丸如梧桐子大每服七十丸空心好酒下立効除根永不再發

秘方治外腎被傷偏墜腫大 附

用雄麻雀三五箇去腸肚每箇用白礬一錢裝肚内以新瓦二片將雀放瓦中兩頭塩泥封固以火煆通紅取出存性為末每服一錢空心好酒調下一隻盡全愈此方家傳累用神効

治小腸氣痛方 附

用木饅頭二兩台烏藥三兩大茴香五錢右三味炒紅研碎後用羌活陳皮防風枳殻各一兩五錢

連前和勻爲粗末每服一兩水一鍾酒一鍾煎八
分空心服三服即消此方亦試有效
治腸風臟毒痔漏秘方 一百四
用大雄雞一隻罩地板上不與食伺其饑甚別移
於淨地上用猪胰四兩切碎漸喂雞待其放屎漸
收下如此二三日候雞屎積至四兩晒乾加入後
藥
透明礬四兩 千葉雌黄 雄黄各六錢 膽礬五錢

朴硝二兩

右各另研爲粗末用砂鍋須要寬高貯藥之餘上有半節空者先以雞糞一兩在鍋底次以明礬一兩次以膽礬次以雌黃次以朴硝次以雄黃後盡以明礬在内次加雞糞在上然後以新碗蓋鍋頂簇炭火煆青煙盡爲度候冷取出入石碾研爲極細麪再加乳香沒藥各五錢各研極細和勻以小口磁罐收貯用時唾津調勻於手心以新筆蘸點

患處日三五次夜二次先以羊毛筆蘸温湯洗淨軟絹拭乾然後點藥庶得藥力透內點後黃水瀝出不止最妙雖多不妨三日後其痔自乾枯剝落倘硬煎湯頻洗自脫腸自紅軟收上忌毒物酒色一月即除根矣內服後方

加味臟連丸二百四　治飲酒食炙熱毒下墜爲腸風臟毒痔漏下血

用雄猪大臟一副去兩頭各七寸用黃連去毛淨

末一斤槐花淨末四兩裝入臟內令滿用繩扎

頭口上用小麥數十粒放甑上蒸三時以臟黑取

看小麥極爛爲度入石臼搗如泥丸如菉豆大每

服百丸空心薄酒下按此方藥價廉而功極大膏

粱酒色人尤妙

膽槐丹附　十月上巳日取槐角子揀肥嫩結實者用

新黃瓦盆二箇如法固濟埋於背陰墻下約二三

尺深預先尋黑牛膽五六枚臘月八日取出裝在

膽内高懸陰乾至次年清明日取出新磁礶收貯

·空心滚白湯下一日一粒二日二粒以漸加至十

五日服十五粒止以後一日减一粒至三十日復

减至一粒止如此周而復始治一切痔漏功效如

神

治脱肛附

用屋簷前蜘蛛大者一箇去頭足烘研爲末以花

桑葉盛之托肛頭上薫半刻即進去䙅試神効

眞人活命飲百四十三　一切癰疽腫毒只是熱勝血陰陽相滯而成此方極効

川山甲三大片以蛤粉炒去粉淨用　天花粉一錢　白芷一錢

甘草節一錢　貝母一錢去心　乳香一錢另研藥熟下

防風去蘆七分　沒藥五分另研藥熟下　皂角刺五分

當歸酒洗一錢半　金銀花三錢　陳皮一錢五分去白

在背俞皂角刺爲君○在腹白芷爲君○在胸加瓜蔞仁二錢○在四肢金銀花爲君○疔瘡加紫河

草三錢即金線重樓如無亦可

·右用金華好酒二鍾煎一鍾温服煎法須用大瓦瓶以紙封固勿令泄氣服時須辨其癰上下上則飽服下則饑服能飲酒者再飲數杯此藥不動臟腑不傷血氣忌酸物鐵器服後即睡覺痛定即回生矣其方神功緒大不可臆度此劑當服於未潰之先已潰不可服

一黃散一名陰陽黃散 治發背癰疽疔瘡惡節一切無名

癰毒惡瘡異症焮熱疼痛初起未潰者服之效

錦紋川大黃二兩一半炭火煨熟不可過性了一半生　大甘草節二兩

右爲細末每服一匙空心温酒調下一二服以利爲度立効如無甘草節終効不速

神仙蠟礬丸附消癰疽及腸癰托裏消毒固臟腑護膜止疼

黃蠟真者二兩　明淨晋礬三兩

右先將黄蠟溶開離火候少温入白礬和匀衆手急丸如梧桐子大每服五十丸食前酒下每日二服

按陶節菴曰予詳此方不惟定痛生肌而已護膜止瀉消毒化膿及癰疽内生化毒排膿托裏之功甚大或金石丹藥發疽非此莫能治更用白礬一兩每服一錢温酒調下尤効有遍身生瘡狀如蛇頭名曰蛇頭瘡尤宜服之每月育丸方有功効若

蛇蝎并一切毒蟲所傷以熱酒化熱塗患處内更服之其毒即解誠外科之要藥也服至四兩之上愈見其功大宜甚癰疽潰後脉之甚穩腸癰尤妙服此即保無虞真良方也

神仙太乙膏百四四　治癰疽及一切瘡毒不論年月深淺已成膿未成膿者並宜用之如發背先以温米泔洗軟帛拭乾用緋絹攤貼之更用冷水送下其膏可收十餘年不壞愈久愈烈又治瘰癧瘡並

用塩湯洗貼仍用酒下百丸婦人經候不通作丸

甘草湯下一切疥瘡用麻油煎滚取少許和膏塗

之虎犬蛇蝎湯火刀斧傷者皆宜内服外貼

玄參　白芷　赤芍藥　當歸　生地黄

肉桂　大黄各一兩

右切片用麻油二斤入銅鍋内煎至黑濾去渣入

黄丹十二兩再煎滴水撚軟硬得中即成膏矣

製丹法　用黄丹先炒紫色傾入缸内用滚水一

[illegible]之再吸涼不消盡用其末常攪凌一宿去水再

妙如前二次研末用

接陶節菴云予嘗用此膏治瘡毒并內癰有奇効

忽一婦月水不行腹結塊作痛貼臍下經行痛止

後隨症外貼內服無有不効者楊梅瘡潰爛者尤

効愈見此方之妙也

彭幸菴都憲治發背方 附 凡人中熱毒眼花頭暈口

干舌苦心驚背熱四肢麻木覺有紅暈在背後耶

取槐子二大抄揀淨鐵杓內炒褐色用好酒一碗煎滚去渣熱服酒盡大汗即愈如未退再依前煎服縱成膿者亦無不愈此三十年屢用屢驗之奇方也

忍冬花酒（即金銀花也）附治一切癰疽發背疔瘡乳癰便毒喉閉乳蛾等症不問已潰未潰用金銀花連莖葉搗爛取汁半鍾和熱酒半鍾熱服甚者不過三五服即愈如無鮮者用乾的一二兩水一鍾煎半

鍾沖上熱酒半鍾和服此二方其藥易得其功甚
大山鄉僻邑無醫之處尤宜知此法以備不虞

治癰疽發背灸法附

累用累驗凡人患癰疽發背已
結未結赤熱腫痛先以濕紙覆其上其紙先乾處
即是疽頭結處取大瓣蒜切如三錢厚安在頭上
用大壯艾灸之三壯換一蒜痛者灸至不痛不痛
者灸至痛方住最要早覺早灸爲上纔發一二日
十灸十愈三四日十灸七愈五六日三四愈過七

日則不宜灸若有十數頭作一處生者用蒜研成膏作餅納瘡頭上聚艾灸之亦能安也若背上初起未腫内有一粒黄如粟米即用獨蒜切片如前法灸之灸日去痂膿自潰矣極效不可言

夏枯草湯 附 治瘰癧馬刀已潰未潰或日久成漏者

用夏枯草六兩水二鍾煎至七分去滓食遠服此生血清熱治瘰癧之聖藥也虛甚宜前濃膏兼十全大補湯加遠志貝母香附和服并以膏塗患處佳

三奇湯 百四五 治楊梅瘡癤癧瘡便毒囊癰服此全毒即化爲膿從大便瀉出極妙故名三奇也并治諸腫毒初起亦效

金銀花 二錢 赤芍藥 甘草節 川山甲 蛤粉炒各一錢 白蒺藜 去刺二錢 白殭蠶 炒 連翹 當歸尾 各一錢半 蜈蚣 一條去頭足尾 大黄 虚人三錢實人五錢 皂角刺 一錢

右用水酒各一鍾煎一鍾病在上食後服病在下

食前服

附治楊梅瘡神秘二方先服四帖後服三帖七日全好經驗過

防風　皂角刺　天門冬　黄芩　瓜蔞仁

金銀花各五分　當歸　熟地黄　木瓜

薏苡仁　紫花蒂丁　白鮮皮　木通各一錢

甘草三分　土茯苓四分

右用水三鍾煎二鍾作二次服渣再煎此方先服

又方後服附前方去木瓜木通紫花蒂丁白鮮皮四味加桔梗七分減土茯苓二兩半照前煎服忌椒酒煎炙牛肉茶房室

按此二方先服劾速毒即出而易好後服平和而瘡自內消

一方大黃一兩後下百麻一兩威靈仙一兩連喬三錢川山甲三炒錢蟬蛻二錢生羊肉一斤用水五碗煮羊肉以熟為度其汁入前藥煎至一碗先食羊肉或塩或醬油食

之後服前藥大黄不可熟候半月後再一服卽愈

治痔瘡搽方 附 見効極速用多年墻上白螺螄殼不拘多少洗去土淨火煆研爲極細麪用六分上好眼藥柸四分水片五厘另研和勻米泔水洗淨磨拭乾將藥搽上就結靨勿爬破恁其自落已試驗過

又方 附 紅氊燒灰存性五錢 乾桃樹上乾者燒灰存性五錢 爐甘石火煆黄色童便淬七次二錢半

右爲細末臨搽入片腦少許其瘡先用椒葱湯洗淨後以藥搽上三次即愈已試驗過

五虎湯 百四六 治魚口瘡俗名便毒已成者能潰未成者即散

五靈脂 木鱉子去殼 川山甲蛤粉炒 白芷各二錢五分 大黄實人一兩虛人五錢

右作一服水二大鍾煎一鍾空心服利五七行即好一方加全蝎五分殭蚕二錢尤妙

治癖妙方　附

川槿皮　滑石　白薇各三錢　鷹糞七分　班猫去翅頭足十箇　蚯蚓泥乾一錢七分　青娘子　紅娘子各四箇

右爲末，井花水調厚敷患處。多年者五次，新近者三次除根。

治風癬膿瘡疥瘡煎方　一應諸瘡毒皆宜服，無不効者。百四七

當歸身尾一錢半　赤芍藥　黄芩　黄連
黄栢各一錢　大黄三錢七分　防風八分
木鱉子一箇去殼　金銀花　苦參各一錢二分
右用水一鍾酒一鍾煎至一鍾後下大黄煎三四
沸取起露一宿五更服若腸風臟毒下血去木鱉
子加槐花一錢一驗

大楓膏附搽膿瘡疥瘡神効先服前煎藥二服再搽
三五日全可

大風子去殼四十九箇　杏不去皮尖四十九箇　川椒

枯礬　輕粉水銀代亦可　蛇床子另研淨末　樟腦各三錢

蜂窩火燒存性　蛇蛻火燒存性各三分　桕油燭三兩

右將諸藥研細以桕油燭化開和勻調塗三五日卽愈

治濕瘡并臁瘡膏百四八十一

黄蠟一兩　頭髮大一拳　香油一兩　輕粉二錢另研

猪膽二箇

右先將香油熬四五沸次下黄臘又熬四五沸再
後下頭髮文火熬用槐柳條不住手攪候髮消化
濾淨後下輕粉略熬一時取起放磁碗内冷水浸
少頃卽成膏一切濕瘡臁瘡貼半日黄水流出拭
乾加藥再貼一七全愈

又方 用大楓子肉杏仁松香花椒葱頭搗爛作餅
如瘡樣貼之每日一換貼膏時用米泔水洗之

又臁瘡方附 黄丹 官粉各等分為末

用油紙將黃臘溶化塗紙上將藥掺貼瘡上立效

治臁瘡海上方 附賽隔紙膏一七全愈

嫩槐條四寸九分　嫩柳條四寸九分　頭髮一尺長四十九根上三味燒灰存性爲末

川椒四十九粒　輕粉眞者三錢

黃臘一兩　香油一盞

右將香油黃臘熬熟放冷却下輕粉次下三味灰末攪勻用厚綿紙如瘡大十二片將藥塗盡其瘡

先用黃柏荆芥湯洗淨將十二片紙重重貼上以

縄縛定其脊不可當次日除去貼肉一層又以鹽
湯洗淨再貼六日除去六層全好此絕妙法也

治脚指縫爛瘡 附

用鮮鵝掌黄皮陰乾燒灰存性爲末乾摻極効

治手足凍瘡 附

用冬瓜皮乾茄根二味煎湯熱洗不過三次即効

治熱瘡遍身發出膿血赤爛如火丹或如火燒者

黃連　黃栢各三兩　赤小豆　菉豆粉各一兩

··寒水石　紫草　漏蘆各七錢

右爲末用香油調搽一日三次即愈

治火丹用黃鱔頭上血塗即愈如冬月無以螺螄肉搗爛絞汁塗之亦可　附

治湯泡火燒方先以臘酒冷洗以拔其毒再用雞旦十餘箇煑熟去白以黃炒焦黑取油約一盞用大黃研末二兩調勻敷上三日全好無瘢痕　附

治四塊鵝掌風 百五十 用千里光草一大握蒼耳草一中握朝東墻頭草一小握共入瓶内水煎百滚以手少擦麝香以瓶薰之仍用絹帛繫臂上勿令走氣薰三次即愈 千里光草即金釵草是也

附 治脚墊毒人脚走長路緊被石塊脚底墊腫不能行步痛不可忍急用舊草鞋浸於尿桶内一宿或半日外用新磚燒紅將浸草鞋放在磚上以腫脚踏在上火逼尿氣入裏即消此症諸方家載如不

早治爛人脚甚至殺人走長路脚腫痛亦可用此法即消

治拍蟹毒百五十

人大指次指隔界處忽生腫毒痛不可忍若不早治必爛人手用鮮蟹研爛塗患處立消

附

治身上虛痒用四物湯加黄芩煎調紫背浮萍末一錢或蔆霄花末一錢尤妙

醫便卷三終

醫便卷四

海陽　張受孔心如父　重訂
　　　姚學顔伯愚父

濟陰類

凡婦人小兒老人諸症除婦人胎產經候小兒驚癖變蒸痘疹老人血氣衰憊水火升降失度與大人治法不同故另立方法其餘症同大人者悉照前四時方法用

四物湯百五二 治婦人之總藥隨症加減妙用無窮

方見滋補類加減于後

經水過期不行血寒血少也本方五錢加香附莪术各一錢 蘇子八分 桃仁三十粒 紅花官桂木通各七分 甘草三分 空心煎服○經亦先期而來血熱也加黃栢知母条芩黃連各七分 甘草三分生 人參阿膠艾葉各五分 香附荊芥穗各一錢 空心煎服○血枯經閉本方一半加桃仁紅花共五錢空心煎服○色紫者痰

痰也本方去地黄加二陳湯等分和服〇紫黑者血熱也本方五錢加黄芩黄連荆芥穗各一錢〇臨行腰腹疼痛乃鬱滯有瘀血加桃仁紅花莪朮玄胡索香附各一錢木香五分另磨入〇潮熱發熱本方五錢加地骨皮薄荷各一錢柴胡防風各五分甘草三分烏梅一箇同煎食遠服〇虚寒者用熟地黄加乾姜官桂吳茱萸各一錢甚者再加熟附子一錢〇虚極者本方與四君子等分加黄芪一錢半熟附子七分〇經

行不止者本方加黃芪阿膠艾葉地榆荊芥穗各一錢○妊娠胎動加香附砂仁紫蘇各七分白朮條芩各一錢阿膠炒八分蘄艾五分去生地黃用熟地黃○胎前產後血痢加黃連地榆阿膠艾葉各八分厚朴五分○五心煩熱加柴胡黃芩地骨皮各一錢甘草三分麥門冬八分○有死胎加交桂麝香白芷○赤白帶下加藁本牡丹皮川續斷各八分○產後惡露作痛加香附一錢乾姜炒黑七分生蒲黃陳皮各八分○產後發熱加

白术茯苓陳皮黑乾姜各八分 ◯ 久無子息加附子
肉蓯蓉各一錢 熟地黄鹿角膠各一錢半
烏骨鷄丸 附 治婦人經候不調并胎前產後一切諸
症調經育子之上藥也累用奇効
香附二斤 蘄艾去梗淨二斤 上二味分作四分每分
一斤一分老酒一分米醋一分童便一分糯米泔
·各浸一宿炭火煮爛熟為隹石臼內木槌搗成薄
餅晒乾磨為末聽用大白毛烏骨雄鷄一隻弔死

去毛熱湯修理腸雜潔淨勿見生水再用

當歸酒洗淨四兩　白芍藥酒炒四兩　熟地黄酒浸忌鐵器四

兩　人參去蘆二兩　黄芪蜜炙二兩　白术炒　陳皮

去白　白茯苓去皮　砂仁炒各一兩五錢　烏藥炒一兩

神麯炒　甘草炙各七錢五分

右藥十二味製淨爲粗末裝入雞肚内以線縫住

仍用老酒米醋童便米泔等分入砂鍋内炭火煮

令爛熟去骨石臼擣成餅晒乾磨爲細末聽用再

加
木香　沉香各五錢不見火　官桂　乾姜炒半黑各三錢
右四味另研爲細末聽用　右三次藥末和勻重羅篩過煉蜜丸如梧桐子大每服七十丸空心滾水打鹽湯下愚按此方血虚多鬱婦人服極効

濟陰返魂丹百五三　治婦人胎前産後總藥一名益母丸用益母草一味其草即充蔚子其葉類火麻對節而生方梗凹面五六月間節節開紫花白花

者不是南北隨處有之於端午小暑或六月六日花正開時連根收採透風處陰乾不犯銅鐵器石臼木杵搗羅為細末煉蜜為丸如彈大每服一丸各照後開引下或量加當歸赤芍藥木香尤妙其藥不限丸數以病愈為止日服三五丸或丸如梧桐子大每服七八十丸空心食遠照後引下或熬膏調引用尤妙

熬膏法 附

益母草不拘多少連根莖葉洗淨入石臼

內搗爛以布濾取濃汁入砂鍋內文武火熬如黑
砂糖色爲度以磁罐收貯每用一茶匙照後開引
調用極効○胎前臍腹刺痛胎動不安下血不止
煎秦艽當歸糯米湯下○胎前產後臍腹作痛作
聲或寒熱往來如瘧狀者竝用米湯下○臨產并
產後各先用一丸童便酒化下安魂定魄調血順
氣諸病不生又能破血止痛養脉息調經絡其功
甚大○產後胎衣不下落在胞中及產前一切難

產併橫生逆產胎死經日不下腹中脹滿心下悶痛炒塩湯下○產後中風牙關緊急半身不遂失音不語童便酒各半化下○產後氣喘欬嗽胸膈不利吐酸水面目浮腫手足疼痛舉動失力者溫酒下○產後兩太陽穴痛呵欠怔忡氣短肢體麤瘦不思飲食血風身熱手足頑麻百節骨痛米湯下○產後眼前黑暗血暈血熱口渴煩悶如見鬼神狂言不省人事薄荷自然汁下如無濃煎薄荷

湯或童便酒各半下○産後面垢顔赤五心煩熱或結成血塊臍腹奔痛時發寒熱有冷汗者童便酒各半下薄荷湯亦可○産後瘀血惡露不盡結滯臍腹刺痛惡物上冲心胸滿悶童便酒下○産後未經滿月氣血不通欬嗽四肢無力臨睡自汗不止月經不調久而不治則爲骨蒸瘵疾童便酒各半化下○産後鼻衄口乾舌黑童便化下○産後大小便不通煩燥口苦者薄荷自然汁下如無

生的乾的濃煎湯亦可○產後赤白痢疾米湯下○產後瀉血水濃煎棗湯下○產後赤白帶下阿膠艾葉湯下○血崩漏下糯米湯下○婦人久無子息温酒下一日一丸至三五十丸决有効驗○勸奶痛或成癰爲末水調塗乳上一宿自瘥或生搗敷上亦可○右一十九症調引歷歷有効不能盡述用者自知其妙也

蒸臍法百五四　治婦人月經不通或癥瘕血塊臍腹

作痛此方神効

乳香　沒藥　血結　沉香　丁香各二錢

麝香一錢上六味各另研　青塩　食塩　五靈脂

兩頭尖各六錢四味共爲末

石各末和勻外用麝香少許安入婦人臍内次將麵作條方圓一寸遶臍圍住安藥末於内令滿以

・槐樹皮方圓一寸盖上皮上鑽三孔用大艾炷灸之月經卽通血塊卽消累用神効

紅花當歸丸百五五　治婦人血臟虛竭經候不調或
斷續不來或積瘀成塊腰腹刺痛肢體瘦弱
馬鞭草半斤　劉寄奴半斤二味共熬膏丸藥　當歸三兩酒洗
赤芍藥　牛膝去蘆酒浸　川芎　香附醋炒
牡丹皮去木　甘草各一兩半　紅花　白芷各七錢半
官桂六錢　紫葳即凌霄花　蘇木各三兩　枳殼炒一兩
右為末以前膏入少糯米粉打糊為丸如梧桐子
大每服七八十丸空心濃煎紅花酒送下

濟陰百補丸百五六　治女人勞傷氣血不足陰陽不和作寒作熱心腹疼痛胎前產後諸虛百損並宜用之

香附子一斤分四製醋酒童便鹽水各浸三日炒乾　當歸酒洗晒乾六兩

益母草五月五日採者佳忌鐵淨末半斤　熟地黃酒洗

白芍藥酒炒　川芎　甘草炙各一兩　白茯苓去皮三兩

玄胡索炒二兩　人參去蘆二兩　木香不見火

白朮土炒各四兩

右爲細末煉蜜爲丸如梧桐子大每服六七十丸漸加至八九十丸空心米湯酒任下

按此方調脾胃補虛損極効

治赤白帶下神方百五七

樗根白皮　香椿根白皮　苦參　香附醋炒

梔子仁炒　山茱萸去核　黃栢盐酒炒　龜板去弦酥炙各二兩　乾姜炒五錢　貝母去心一兩　白术炒

當歸酒洗各一兩五錢　白芍藥酒炒一兩

右爲末酒糊爲丸如梧桐子大每服八十丸空心清米湯送下若孕婦赤白帶加蒼朮條芩川連白芷各一兩去乾姜樗皮貝母苦參龜板梔子爲丸服

固真湯附 治婦人赤白帶下行時臍下甚痛此方二服即効

人參五分 黃芩 黃栢 白葵花各一錢 郁李仁八分 柴胡七分 陳皮去白八分 甘草炙 乾姜炒各三分

右用水一鍾半煎七分空心服葵花白者治白帶赤者治赤帶赤白混下二花並用

按此方治氣血滯陰陽不清極効

凉血地黄湯 百五八 婦人血崩來如山崩水湧之勢乃是血熱妄行豈可作寒論治宜清補兼升提不可驟止徐徐調理血清自歸源矣

黄芩 甘草生 荊芥穗 蔓荊子各七分

黄栢 知母 藁本 川芎 細辛各六分

黄連　羌活　柴胡　升麻　防風各五分

生地黄　當歸各一錢　紅花少許

右用水一鍾半煎八分空心稍熱服渣隨併服

六合散九百五　治血崩不止諸藥不効此方立止此

急則治其標也

杏仁皮燒存性　香附童便浸三日炒黑　舊紅氈子燒存性

地膚子炒　舊棕薦燒存性　壯血餘燒存性

蠏殼燒存性　陳蓮蓬燒存性

右為末每服三錢用酸漿草汁一鍾沖上熱酒一
鍾空心熱服
按此方初服反覺多以漸而少由紫色而紅以至
於無即止既止之後用十全大補湯二十貼調補
方杜根矣
保胎丸百六十 專治累經墮胎久不育者宜服過七
月不必服
白朮四兩 鼠尾條黃芩 當歸酒洗 人參

杜仲炒去絲各二兩　川續斷酒浸一兩半　陳皮一兩

熟地黄懷慶者酒浸蒸一兩半　香附一兩童便浸炒

右爲細末，糯米糊爲丸，如菉豆大，每服七十丸，空心白湯下。

安胎飲一百六　治胎動胎漏不安，一服立効。

白术一錢二分　條芩一錢　陳皮去白八分　真阿膠蛤粉炒珠一錢　桑寄生真者一錢　甘草四分　蘄艾五分　當歸頭六分　陳枳殼五分　砂仁炒六分

川獨活五分　白芍藥酒炒一錢二分

右用姜一片棗一枚糯米百餘粒水煎空心服

加味六君子湯百六二　妊娠二三月時作嘔吐名曰惡阻惡阻者惡心而阻隔飲食也此方主之

半夏湯泡七次晒乾切片再以生姜自然汁拌　白茯苓去皮各一錢五分

陳皮一錢　人參八分　白术炒　砂仁炒各六分

甘草二分

右用姜三片煎食遠温服

芎蘇散 百六三 治姙娠傷寒頭疼身痛發熱胸膈煩悶兀兀欲吐法禁汗吐下止宜和解 方見春類

姙娠傷寒熱病護胎法 附安胎飲

用伏龍肝 即灶心土 井水調塗臍下乾又塗之就以井花水調服一錢産難細研一錢酒調服亦妙

十聖散 百六四 小産一症多因本婦氣血不足胎無所榮血不足胎無所養榮養失宜猶樹枝枯而果落豈不傷枝損葉乎其間過傷饑飽勞佚動胎惱

怒憂思内外寒冷傷於子臟又須量輕重而加減

治之此藥性平和滋血養氣須月服四五貼方好

或素有墮胎之患者亦宜按法用之仍忌惱怒生

冷酒醋熱物

人參去蘆三分　黄芪各八分　白术炒一錢　砂仁炒五分

甘草三分　熟地黄酒洗　白芍藥酒炒

當歸身酒洗各一錢　川芎七分　川續斷七分

右用姜一片棗一枚水一鍾半煎八分食遠服

三合濟生湯百六五　治臨產艱難雖一日不下服此日然轉動下生

枳殼二錢麩炒　香附一錢炒　甘草七分　川芎二錢

當歸三錢　蘇葉八分　大腹皮一錢半姜汁洗

右用水二鍾煎至一鍾待腰腹痛甚時逼口服之即產九月尾十月頭先服一二服尤妙此方用効

陳繼崖驗方　當歸五錢　川芎三錢　枳殼二錢　鱉甲五錢酒醋炙淬七次坐產以水煎服頃刻就下

催生不傳遇仙丹百六六 治難產累用效見神速

萆蔴子去殼十四粒 硃砂另研 雄黄另研各二錢半

蛇蜕一條全

右爲細末粥糊爲丸如彈子大每服一丸臨産時先以川椒湯淋洗臍下納藥一丸以黄紙數重覆藥上軟帛拴繫産則急取去之否則連生腸俱下一丸可用三次若誤致生腸下即以本藥放頂門上即收神効

治胎衣不下神方 附 凡產後胎衣不下惡血湊心迷悶須臾不救產毋即危此方可預合下以備用眞濟世救急之神方也

乾漆二錢 為末 大附子一枚炮去 皮臍為末

右二味和勻外用大黃五錢為末酒醋熬成膏子和前末為丸如梧桐子大每服三十丸淡醋湯下一時連進三服胎衣即下神効

治胎衣不下一時無藥者 附 用皮硝三錢為末童便

調熱服即丁亦治橫生逆産仍將本婦手足爪甲炒黄爲末酒下一七更令有力穩婆將産婦抱起將竹筒從心上赶下如此數次即丁

橫生逆産方七百六　其症孕婦欲産時遇腹痛不肯舒伸行走多曲腰眠臥忍痛其兒在腹中不得轉動若手先出謂之橫生足先出謂之逆産須臾不救子母俱亾此方立効

烏蛇退一條　蟬退十四箇去七　柳樹上者佳

壯血餘一毬胎髮更妙

右各燒灰存性爲末每服二錢酒調下連進二服仰卧片時兒即下

附又法用小針於兒脚心剌三五針急以燒塩少許塗剌處即時順下子母俱活

附治血暈昏迷欲死者急取韭菜根一大握切細放在小口瓶內用滚熟酸醋泡在瓶中將瓶口沖在病人鼻口内使韭氣直沖透經絡血行即活再用

後方輕則燒舊漆器薰鼻亦好

淸魂散百六八 治產後眩運血暈二症又能淸血行經逐舊養新

澤蘭葉 荊芥穗各二兩 川芎一兩 人參五錢 甘草四錢

右爲細末每服二錢煎葱湯或酒送下煎服亦可

附產後調補氣血方

人參 白朮各一錢 甘草 川芎各七分 當歸八分

黄芩　陳皮各五分　熟地黄酒洗一錢

右用姜棗煎食遠服。如發熱輕則加茯苓一錢，淡滲其熱；重則加乾姜炒黒一錢，以散其熱。或曰：大熱何以用乾姜？曰：此非有餘之熱，乃陰虛生内熱耳。盖乾姜能於肺分利肺氣，入肝分引血藥生血。然必與補陰藥同用，乃効。此造化自然之妙，非天下之至神，其孰能與於此乎？

治産後敗血不止，小腹連臍作痛，俗名兒枕痛，此方

一服即愈百六九

一生蒲黄　川芎　白术　神麯　陳皮

一桃仁各七分　香附童便炒一錢五分　甘草四分

一當歸尾淨一錢半

右用水一鍾半煎七分不拘時熱服

烏金散附　治產後一十八症第一胎死不下二難產三胎衣不下四產後眼花五產後口乾心悶六寒熱似瘧七敗血流入四肢浮腫寒熱不定八血邪

顛狂語言無度九失音不語十心腹疼痛十一百節骨酸疼十二敗血似雞肝十三欬嗽寒熱不定十四胸脇氣滿嘔逆十五小便澁十六舌乾鼻中血出遶項生瘡十七腰疼如角弓十八喉中如蠅聲以上症候並宜服之

烏金子即大烏豆　肉桂去粗皮　當歸去蘆酒洗焙乾

真蒲黃　木香　青皮去白　壯血餘燒存性

赤芍藥炒　皂莢不蛀者燒存性　紫葳即菱霄花

大薊根　小薊根　蚕退紙新綿亦好燒存性　棕毛
燒存性巳上各五錢　紅花乾者一兩　川烏一箇生用
一　硃砂少許另研　血結少許另研
右十八味除灰藥另研外共爲細末入另研藥和勻每服一錢生姜湯或芍藥當歸湯或菱霄花煎酒調下甚者一夜三四服忌魚鵞猪羊及一切生冷油炙等物取効甚速
大黄膏治症照後調下隨症消息加減妙不可言

十用錦紋川黄不拘多少米泔水浸經宿去粗
皮晒乾爲細末聽用外用陳米醋酌量多少熬待
稠粘漸入大黄末不住手攪令極匀以磁器貯之
紙糊封口毋致蒸發臨時量病虚實輕重入在烏
金散内服之人壯病實者半彈丸以下漸少或以
膏子丸如龍眼大一樣芡實大一樣皂子大一樣
陰乾磁器密收看病大小用一丸與病人嚼破以
烏金散送下

產後内熱惡露作痛俗名兒枕痛及大便不利秘結者並用四物湯浸化一丸服○發寒熱如瘧或内熱者煎小柴胡湯浸化一大丸服之未効再服並不惡心○口中吐酸水面目浮腫兩脇疼痛舉動失力者溫酒下○產後兩太陽痛呵欠心忪氣短疲體羸瘦不思飲食血風身熱手足頑麻百節疼痛米湯下○產後眼前黑暗血暈血熱口渴煩悶狂言如見鬼神不省人事濃煎薄荷湯下或童

便各半下亦可○產後面垢顏赤五心煩熱或結成血塊臍腹奔痛時發寒熱有冷汗者童便酒各半下或薄荷湯亦可○產後血餘惡露不盡結滯腹臍刺痛惡物上衝心胸悶滿童便酒各半下○產後未經滿月血氣不通欬嗽四肢無力臨睡自汗不止月水不調久而不治則爲骨蒸瘵疾童便酒各半下○產後鼻衄口乾舌黑童便酒下○產後大小便不通煩燥口苦者薄荷自然汁下如無

濃煎薄荷湯下○產後赤白痢疾陳米湯下○產後漏血水棗湯下○產後赤白帶膠艾湯下○血崩漏下糯米湯下○勒奶痛或成癰水搗膏敷乳上一宿自瘥

抑肝散 一百七 治寡居獨陰婦人惡寒發熱全類瘧者久不愈即成瘵疾

柴胡二錢半　赤芍藥　牡丹皮去心各一錢半　青皮炒二錢　當歸五分　生地黃五分　地骨皮一錢

香附童便炒一錢　川芎七分　連翹五分
山梔仁炒一錢　甘草二分　神麴炒八分
右用水煎空心服渣再煎下午服夜服交感丹一
丸方見秋類此二方累試累効

附
治婦人生下孩兒但不能發聲謂之夢生世俗多
不知救深爲可憫今後有此切不可斷臍將趂衣
用火炙令煖氣入兒腹内却取猫一隻用青袋包
裹其頭足使一伶俐婦人拏住猫頭向兒耳邊以

口着力咬破猫耳猫必大叫一聲見即省開口發聲遂得生矣

附　又法見因難產或逆產下不哭微有氣者即以本父母眞氣度之亦活二法皆經驗

慈幼類

治驚風方　附　凡小兒急驚屬肝木風痰有餘之症治宜平肝鎮心驅風消痰降火清內熱慢驚屬脾土不足因吐瀉久虛元氣不固或大病後元氣不足

宜補中兼疎利世俗以一藥通治二症者甚妥

急驚神方二百七

牛膽南星四錢半　全蝎二錢　荊芥穗　防風去蘆

姜蚕炒　天竺黃各三錢　辰砂天葵草伏過一錢六分另研

琥珀　牛黃另研　蟬退　木香各一錢五分

右爲末山藥打糊爲丸如龍眼大硃砂爲衣毎服

一丸姜湯化下此吉水鄧小見家傳極効

又方附治急驚

車前子三錢　輕粉一錢　麝香二分另研　片腦分半另研
牛黃一錢另研　全蝎十四箇　天麻二錢　牛膽南星
二錢　白附子一錢　硃砂三錢另研　青黛一錢
珍珠一錢另研　男兒乳一盞　生人血二匙
右爲末各研和勻粟米糊爲丸如黃豆大硃砂爲
衣每服一丸荊芥薄荷湯磨下先用半丸研細吹
入鼻中外用石腦姜蚕去嘴調塗人中立効

慢驚秘方　附急驚日久不止亦可用

人參 白茯神去皮心 琥珀 姜蚕 全蝎

防風去蘆 牛膽南星 白附子生用 蟬退去土

蘄蛇肉各二錢 辰砂一錢另研 麝香二分

右爲末，煉蜜爲丸，黄豆大，硃砂爲衣，每服一丸，菖蒲湯化下。急驚薄荷湯化下。此二方蕪湖夏小兒世傳，極効。

慢驚神効方附

人參一兩 姜蚕炒三錢 全蝎二錢 生人血二匙

辰砂二錢另研為衣

右為末用麻黃一兩甘草一兩熬膏為丸如櫻桃大硃砂為衣每服一丸南棗煎湯化下此邵伯仲小兒方累用累効

秘傳牛黃清心丸三百七 治小兒驚風大人中風中痰中氣一切風痰之症

天麻四兩 防風二兩去蘆 牛膽南星二兩半

姜蚕炒 全蝎各二兩半 白附子生用 乾天羅即絲

貝五錢　川烏五錢　遠志去心二兩　川山甲蛤粉炒三兩

蟬退去土二兩　蒿虫不拘多少　辰砂天葵煮一兩　雄黃

二兩二味另研　犀角鎊細五錢　蜈蚣三錢　蟾酥五分另研

沉香三錢　細辛五錢　龍齒五錢　琥珀二錢另研

珍珠三錢另研　天竺黃三錢　蛤蚧一對

金銀箔各十帖

・右藥各製淨爲末外用荊芥一斤麻黃一斤木通

一斤皂角半斤甘草四兩蒼耳子四兩六味煮膏

入眞酥合油和蜜爲丸芡實大金銀箔爲衣蠟封

·隨症調引用

回生錠 百七四 治慢驚聖藥一錠即有起死回生之功頃刻見効故名爲回生錠眞海上仙方也急驚亦効

人參五錢　白术一兩　眞赤石脂煆五錢淨假的不用

山藥一兩　甘草　辰砂各二錢　桔梗一兩

白茯苓去皮一兩　滴乳香二錢另研　麝香一錢另研

牛黄一錢另研 牛膽南星五錢 礞石煅金色三錢

金箔十片為衣

右為末五月五日午時取粽搗匀印作錠子金箔為衣陰乾每服大人五分小兒二分薄荷湯下

秘方黑神丸百七五 治急驚風垂死者一服可即活

膩粉 香墨 白麪各二錢 蘆薈一錢八分 牛黄另研 青黛飛淨 使君肉去殼淨各一錢 辰砂一錢半另研

麝香五分另研 冰片二分另研 金箔十片

右爲末麪糊爲丸黄豆大金箔爲衣每服一丸薄荷湯下

治急慢驚風海上方 附 用五月五日午時取白頭蚯蚓不拘多少去泥焙乾爲末加辰砂等分和勻糯米糊爲丸菉豆大金箔爲衣每服一丸白湯下取蚯蚓時先以刀截爲兩段看其斷時跌快者治急驚跌慢者治慢驚作二處修合極効 附

仙傳救急驚神方 附 并治大人中風中痰立服立効

不許受謝并貪病家茶酒犯者不効

用生白石膏研末十兩辰砂研末五錢二味和勻每服大人三錢小兒一歲至三歲一錢四歲至七歲一錢五分八歲至十二歲二錢十三至十六歲二錢五分用生蜜調下立効按此二方價不貴而功極速累用累効

十、金肥兒丸 百七 六 小兒癖症因脾家有積脾上虛而肝木乘之所致積久不散復傷生冷厚味故作癖

痞肚大筋青潮熱欬嗽胸前骨露治法調脾胃養血氣爲主其次消積殺蟲散痺熱

白朮半斤　眞茅山蒼朮半斤　陳皮一斤不去白　厚朴一斤用乾姜半斤水拌令潤透同炒乾去姜不用　甘草一斤炙爲末用留半爲衣　賴蝦蟇十隻蒸熟焙乾爲末　川黃連一斤用苦參四兩好燒酒一斤二味拌盒一時焙乾去參　禹餘糧煆一斤如無以蛇含石代　神麯一斤炒　牡蠣煆七次童便淬七次淨一斤　青蒿一斤童便製爲末　山查去核一斤　鱉甲醋炙一斤　胡黃連半斤

蘆薈四兩　夜明砂淘淨四兩　使君子去殼淨肉四兩

錫灰不拘多少

右前藥各製淨爲末外用小紅棗五斤去皮核黄

蔑三斤當歸一斤熬膏入麵一斤打和作糊爲丸

如菉豆大以前茸草末半斤擂丸小茴香末各四

兩爲衣每服八歲巳下五十丸九歲以上七十丸

食前清米湯送下累用神効

消癖餅百七七　專治諸癖積累試極驗見又肯用

夏月取賴蛤蟆百餘隻端午前後取的更佳去頭、足腸肚皮骨另放一處先將肉香油煎熟與兒喫再將皮骨腸肚以鉢頭盛放烈日中上用稀篩蓋之任蒼蠅攻鑽生蛆食骨上肉盡然後取蛆洗淨炒乾用重紙包灰火内煨焦存性爲末每末一兩加入後藥

胡黄連二兩　山查肉去子淨四兩　眞蘆薈二兩

砂仁二兩　青皮去白麸炒一兩　蕪荑一兩　檳榔二兩

蒿心末一兩 西涯木香五錢

右爲末除渣淨一斤外用陳麥麵十斤沙糖二斤錫糖一斤將藥麵糖和勻如金花餅法造成餅子一兩重一箇每日空心食一箇米湯下能消痞磨積如神小兒日逐用之極妙

附治小兒吐瀉由寒熱不勻內傷脾胃所致泄瀉痢疾亦由濕熱積滯而成治宜消積理脾爲要然後二方主之

加減錢氏白术散百七八　治吐瀉極効

人參五分　白术八分　白茯苓六分　甘草二分

陳皮[illegible]分　半夏七分　藿香　砂仁　乾葛各五分

右用水一鍾煎六分入姜汁一匙和勻服

香橘餅百七九　治小兒痢積下痢并久瀉不止或冷熱不調赤白膿血相雜小腹疼痛或禁口不食裏急後重日夜無度經久不瘥致脾虛脫肛不收並宜服之

陳皮去白 青皮去穰麩炒 厚朴姜製 青木香
山查肉去核淨 神麯炒 麥芽炒 白术炒各四兩
三稜醋炒二兩 莪术醋炒一兩 香附炒 砂仁炒
甘草炙 人參滋潤有潤者去蘆各二兩 木香不見火五錢
右爲極細末煉蜜和勻印作錠子每餅濕時重二錢陰乾每服一餅空心米湯化下立効大人亦可

方

白术助胃丹百八十 治小兒吐瀉大能和脾胃進飲

食化滯磨積

白朮一兩五錢陳土炒　人參六錢　白茯苓去皮一兩

[illegible]炙五錢　白豆蔻大者去殼十五粒　砂仁大者四十粒炒

肉豆蔻中大四箇雞旦清炒　木香二錢　山藥薑汁炒一兩

右爲極細末煉蜜丸如皂子大每服一丸空心米湯化下

治小兒食傷宜服此方消導之一百八

白朮一錢　陳皮七分　麥芽二錢　厚朴六分

甘草四分 枳實六分 ○傷乳及粥飯米麪加神麯眞炒香一錢 半夏六分 更增麥芽五分 ○若傷魚肉果子等食加山查一錢炒 砂仁五分 黃連三分 草果三分 ○傷生冷之物腹痛泄瀉清冷色白加砂仁山查神麯各八分 煨木香四分 乾姜炒紫黑三分 ○傷辛熱飲食或傷食停積日久食醬作熱嘔吐酸水或大便

・積痢不快或黃黑色此有熱也加姜炒黃連七分

山查川芎各五分 木香三分 ○尋常屢小傷食不必

服藥只用麥芽入姜二片煎湯飲之

右藥用姜二片水一鍾煎六分食前服○若飲食傷脾胃食積在内作熱見於肌表或潮熱往來只宜理中而表熱自除不可解表宜用前方加山查白芍藥升麻乾葛各八分生甘草二分炙甘草二分黄連五分以消食積之熱表熱未除亦宜加除脾胃之熱熱壯盛脉有力者更加煆石膏一錢此皆太陰陽明二經藥也

治小兒服前消導藥積去後泄瀉不止服此方調補

脾胃止瀉湯 附

白朮一錢二分 白茯苓一錢 白芍藥一錢酒炒

木香煨 甘草炙 肉豆蔻各四分 黃連姜炒

神麯姜炒 陳皮各六分 乾姜炒半黑二分半

右用姜二片煎食前温服○泄瀉止後調理以痩脾胃之氣本方去乾姜神麯肉果加人參六分黃芪三分服二貼愈○過服解表止瀉痢致損脾胃中血

氣本方去肉果木香乾姜神麴黄連加山查三分當歸四分半夏姜製八分麥門冬六分川芎二分此皆平和之劑故可常服調理以復胃氣雖大人亦可服也

磨積錠百八二　治小兒一切積滯

白朮陳土炒二兩　陳皮二兩　厚朴姜炒一兩　檳榔一兩

枳實麩炒一兩　三稜　莪朮一味醋炒各一兩半　甘草一兩

使君子去核肉一兩七錢　半夏麴一兩　山查云蒸

神麴各二兩　阿魏真者一兩　黑牽牛頭末一兩半生半炒

巴豆霜三錢另研　木香三錢　硃砂一錢洗去砂土

蒼术麸炒一兩

右爲末神麯一半麥芽麵一半打糊爲塊擣千餘下印作錠子每錠濕重二錢陰乾約一錢每服八歲已上一錠七歲已下半錠空心滚白湯磨下微利一二次不妨無積不可服

惺惺散百八　變蒸一症乃小兒蒸皮長骨變幻精神不須服藥其有兼傷風寒欬嗽痰涎鼻塞聲重

蒸蒸發熱宜服此方

人參　白术　白茯苓　甘草炙　白芍藥炒

桔梗　天花粉各五錢　細辛　薄荷葉各二錢半

右爲粗末每服三錢水四盞煎二盞服不拘時候

附　治痳症及斑疹初因外感不解熱蘊於内而成宜用葛根湯以解散痘瘡初覺發熱亦宜用之若見標則不用也方見春類

消毒飲百八 四　治癍疹熱甚紫黑者或痘未出時亦

宜服

牛旁子一名鼠粘子炒研三錢　荆芥去根一錢　連翹三錢

防風去蘆　甘草生各五分　犀角二分另磨入

右作一服水煎熱服

附治痘三法按摶愛心鑑治痘症立逆順險三法極其詳明而效驗亦神謹按其法之大槩以所宜用之方隨變症加減詳於三法之下

附順者一二日間初出之象如粟於口鼻腮耳年壽

之間先發二三點淡紅潤色者吉之兆也氣得其正血得其行其毒淺而輕不得妄行所以不須服藥如七八日内貫漿之時略服保元湯一二貼以助其氣血也

保元湯 附

人參二錢 黄芪三錢 甘草一錢 加川芎五分

當歸七分 引助血分

右用薑一片水一鍾煎六分食遠温服

逆者初出於天庭司空太陽印堂結喉心胸方廣之處先發者逆形如蚕種紫黑乾枯氣澁血滯致毒深妄叅陽位難當其勢也以前保元湯內用人參一錢黃芪甘草各一錢加白芍藥一錢牛蒡子黃芩黃連玄參絲瓜灰當歸川芎連翹各五分陳皮官桂各三分防風羌活荆芥前胡各四分姜三片葱一根煎服一以解毒一以助氣血取汗以泄其毒開其滯澁或幡然如雲霧之散而白日出見此一救

而可得生者十中二三七八日内病勢沉重色白毒深又用保元湯加大黄芒硝枳實炒厚朴川芎當歸水煎服大下之下後而身濕再出紅潤此則十中可活一二乃起死回生之妙也

附 險者初出圓暈成形乾紅少潤其一二日間出現者毒尚淺氣血未離可治以俟其氣血交會也以保元湯加桂二分兼和血匀氣之劑如毒若盛兼解毒之藥

加味保元湯 百八五

人參 黄芪 甘草 白芍藥 各一錢

當歸 六分 活血 陳皮 六分 勻氣 白术 六分 補中 牛蒡子 七分 連翹 玄參 各六分 解毒

右用水一鍾煎七分溫服入少酒尤驗一云四肢出不快者加防風 五分 八九日以此方加減服以助其氣血貫漿十三四日內以保元湯加白术白茯苓陳皮山查以助結痂如渴用參苓白术散 方見夏類

如毒熱不解用後方

牛蒡子散 附

牛蒡子一錢　連翹　黃連　玄參各七分

甘草生　荊芥　防風各五分　紫草五分

犀角剉末三分入藥　川芎　當歸　赤芍藥

生地黃各六分

右用水一鍾煎七分服以解其熱毒卽安

大法保元湯四物湯四君子湯皆當隨氣血盛衰

參用毒盛則下之毒少則解散之寒則溫之熱則
清之全在活法治之可保無虞古方木香異功等
散多燥熱皆眞寒症不可輕用愼之愼之
又方　餘毒用牛旁子射干升麻甘草各二錢水煎
分上下服之驗過
神功消毒保嬰丹百八六　凡小兒未出痘瘡者每遇
春分秋分日服一九其痘毒即漸消化若只服一
二次者只得減少若服三年六次其毒盡能消化

必保無虞此方屢經試驗務照後開日期潔誠修

合服之神効

纏豆藤一兩五錢其藤八月收取毛豆梢上纏繞細紅絲就是採取陰乾此味為主妙在此味藥上

黑豆三十粒　赤豆七十粒　山查肉一兩

新升麻七錢五分　生地黃五錢　荊芥五錢　防風五錢

川獨活　甘草　當歸身各五錢　連翹七錢五分

黃連　赤芍藥　桔梗各五錢　牛蒡子一兩

辰砂另研甘草同煮過之去甘草一兩五錢

苦絲瓜二箇各長五寸隔年經霜者妙燒灰存性

右各爲極細末砂糖拌勻共搗千餘下丸如李核大每服一丸濃煎甘草湯化下○其前項藥須擇精料遇春分秋分或正月十五或七月十五日修合務在虔誠忌婦人雞猫犬孝子見合藥須於淨室焚香向太陽祝藥云神仙真藥禀體合自然嬰兒吞服天地齊年吾奉太上老君急急如律令勅一氣七遍

治小兒初生七日內急患臍風撮口百無一活父母坐視其死而不能救良可憫哉一秘法極有神驗世罕知之凡兒患此疾者齒齦之上有小泡如粟米狀急以溫水蘸青軟帛或綿裹手指輕輕擦破即開口便安不須服藥神效不誤

治撮口方　附小兒斷臍為風濕所乘或尿在包裙之內遂成臍風面赤喘急啼聲不出名曰撮口此方治之

赤脚金頭蜈蚣條　蝎稍四尾　姜蚕七枚

瞿麥五分

右爲細末先將鵝管吹藥一分入鼻内使嚏啼哭爲可醫後用薄荷湯調服三五分立効

附

治小兒初生大小便不通腹脹欲絶者急令婦人以熱水漱口吸咂兒前後心併臍下兩手足共七處每一處凡三五次漱口吸咂取紅赤色爲度須臾自通不爾無生若遇此症按法治之可得再生

也

天一丸　治小兒百病隨症調引

燈心用淨一斤以米粉漿水洗晒乾研末入水沉之浮者取用再晒乾二兩半沉者不用

赤白茯苓茯神去皮心淨各三兩　澤瀉五兩去毛淨要白者

滑石牡丹皮二兩同煮半日去丹皮晒乾淨六兩　猪苓去黑皮五兩

右藥五味爲細末外用人參六兩白朮六兩甘草四兩熬膏爲丸如龍眼大硃砂爲衣貼金箔每服一丸照病調引用大抵小兒之生本天一生水之

妙凡治小兒病以水道通利爲捷徑也

養老類

却病延壽丹百八九年高老人但覺小水短少即是

病進宜服此方

人參一錢　白术一錢　牛膝一錢　白芍藥一錢

白茯苓一錢　陳皮一錢　山查肉去核一錢

當歸五分　小甘草五分

右用姜三片煎空心服

春加川芎七分夏秋加黄芩麥門冬各一分冬加乾姜二分倍當歸服至小水長止藥如短少又服此丹溪養毋方也爲人子者不可不知此或用糊丸如梧桐子大每服七八十丸空心食遠清米湯下

三子養親湯百九十　老人形衰苦於痰喘欬嗽氣急胸滿艱食不可妄投蕩滌峻利之藥反耗眞氣是有三人求治其親靜中精思以成此方隨試隨效又謂三子者出自老圃性度和平芬暢善佐飲食

善脾胃使人親有勿藥之喜故仁者取焉

紫蘇子（主氣喘欬嗽用紫色眞正年久者佳）蘿蔔子（主痞悶兼理氣用白種者）白芥子（消痰下氣寬中白者佳紫色不用）

右各洗淨去砂土晒乾紙上微炒研細看何經病多以所主爲君餘次之每劑不過三錢用生絹戥細布小袋盛之煮湯可隨甘旨飲啜亦不拘時勿煎太過令味苦辣口若大便素實入熟蜜一匙冬寒加姜一片尤妙

加味地黄丸一百九　治老人陰虚筋骨痿弱無力面無光澤或黯慘食少痰多或嗽或喘或便溺數澁陽痿足膝無力形體瘦弱因腎氣久虚憔悴盜汗發熱作渴

懷熟地黄酒蒸四兩　山茱萸去核淨二兩

山藥姜汁炒一兩　牡丹皮去木一兩半　益智仁去殼盐水炒一兩　古方澤瀉　五味子去梗一兩　麥門冬去心一

右爲末煉蜜爲丸如梧桐子大每服七八十丸空

心盐湯下

夏月不用盐○腰痛加鹿茸當歸木瓜續斷各一兩○消渴去茯神倍用麥門冬五味子○老人下元冷胞轉不得小便膨急切痛四五日困篤垂死者用澤瀉二兩去盐智仁○諸淋數起不通倍用茯苓澤瀉盐智減半○脚氣痛連腰胯加牛膝木瓜各兩○夜多小便依本方茯苓減半○虛壅于齒疼痛浮而不能嚼物并耳聵及鳴並去麥門各加附

子炮桂心淨各一兩○耳聾或作波濤鐘鼓之聲用全蝎四十九枚炒微黄色爲末每服三錢温酒送下一百丸空心服

加味樓風順氣丸二百九　老人常服潤利臟腑永無癱瘓痰火之病極効方見冬類

固本酒三百九　老人常服補脾清肺養心益腎大補陰血

人參一兩　甘州枸杞子一兩　天門冬去心一兩

麥門冬去心一兩 懷生地黃一兩 懷熟地黃一兩

右好燒酒十二斤浸春秋半月夏七冬二十一日密封固瓶口待浸日完取出絞去渣每日空心食遠各飲二盞其渣再用白酒十斤煑熟去渣每日隨意用之

菖蒲酒 附 通血脉調榮衛聰耳明目久服氣力倍常行及奔馬髮白返黑齒落更生延年益壽心與神通晝夜有光

用五月五日六月六日七月七日取菖蒲不拘多少搗爛絞取清汁五斗糯米五斗蒸熟入細酒麯五斤（南方只用三斤）搗碎拌勻如造酒法下缸密蓋三七日榨起新罈盛泥封固每次溫服二三杯極妙

菊花酒 附 清心明目養血疎風

家菊花（五斤） 生地黃（懷慶者五斤） 地骨皮（去土水淨五斤）

右三味搗碎一處用水一石煮取淨汁五斗炊用糯米五斗炊飯細麯五斤拌令勻入甕內密封

三七日候熟澄清去渣另用小瓶盛貯每服二三
盃不拘時候

冬青子酒 附 用冬至日採冬青子一斗五升糯米三
斗拌勻蒸熟以酒麴造成酒去渣煮熟隨意飲五
七盃不拘時能清心明目烏鬚黑髮延年益壽却
百病消痰火

紫蘇子酒 附 調中益五臟下氣補虛潤心肺消痰順
氣

用紫蘇子三升炒香研細清酒三斗罈貯將蘇子
納入酒中密封浸一七濾去渣每日隨飲三五盃

猪腰子粥百九四　治老人腎臟氣憊耳聾

猪腰子二對約八兩　葱白四莖去鬚切碎　人參五分

防風五分　粳米八合　薤白少許

右五味和米煮粥入塩空心食之

黃雞粥附　治老人五勞七傷益下元壯氣海服經月
餘肌肉充盛不論男婦老少皆宜用之大有補益

黃母雞一隻初生一次旦者雀殺去毛腸雜　肉蓯蓉酒浸一宿去皺皮并

肉白心切片晒乾一兩　生薑一兩　阿魏少許　粳米三合

右先將雞煮爛去筋骨取汁下米及雞肉并蓯蓉

等五樣煮熟下塩空心食之

羊肉粥　附　治老人虛損羸瘦助陽壯筋骨

羊肉二斤去骨　人參一兩去蘆　黃芪一兩生用　白茯苓

去皮一兩　大棗去核五枚　糯米三合

右先將羊肉去脂皮取精肉四兩細切豆大餘一

斤十二兩并藥四味用水五大碗煎[illegible]至一大碗絞
去渣入米煮粥再下前切細生羊肉[illegible]熟入五
味調和空心食之
羊脊髓粥 附 治老人脾胃氣弱勞損不下食
用大羊脊髓一條透肥者搗碎用青粱米四合淘
淨以水五升煮取汁二升下米煮作粥入五味和
勻空心食之常用極有補益
雞頭實粥 附 老人常用益精強腎聰耳明目

用蓮肉三兩去皮心淨糯米三合晚米三合和勻作二

次煮粥空心食之

法製猪肚方百九五　補老人脾胃不足虛羸之力

用雞頭實不拘多少去殼滑粉三合粳米三合照

常煑粥空心食之

薏苡仁粥附　治老人脾胃虛弱常用疎風濕壯筋骨

・用薏苡仁四兩粳米三合照常煑粥不拘時用

蓮肉粥附　老人常用補脾胃養心腎

豶猪肚一具洗淨 人參五錢 乾姜一錢泡

葱白五莖去鬚葉 川椒一錢炒出汗去目閉口者 糯米五合

右藥研爲末以米合和相得入豬肚内縫合勿令泄氣以水五升用砂鍋内慢火煑令極爛空心服之次飲酒三五盃

牛髓膏附

用熟牛胻骨内髓四兩 核桃仁二兩去皮

右二味和擂成膏空心食入少鹽大能補腎消痰極効

開胃炒麵方 附

歌曰 二兩白塩四兩姜 五斤炒麵二茴香

半斤杏仁和麵炒 一兩甘草蜜炙黄

枸杞胡桃各半斤 芝麻等分最爲良

駐顔和血延壽筭 補藥之中第一方

右各研末和匀不拘時白滚湯點服

又方 附 治老人脾虛或大病後胃口虛弱怯食

用糯米五升浸一晝夜周時淋乾入鍋内慢火炒

令香燥不可焦外用花椒炒出汗去目及閉口者
淨二兩薏苡仁一斤蓮肉一斤去皮心各炒黃熟
共和爲末再用白糖二斤和勻磁確密貯每日清
晨用一白盞沸湯調服善能補胃進食

醫便卷五

天都　張受孔心如父
　　　姚學顏伯愚父　重訂

禁方

萬靈膏六百九
香油四斤　槐柳桃榴椿杏楮各二枝
兩尖　白芷　赤芍藥　大黄　人參　黄連
白芍藥　草烏　苦參　川芎　生地黄
川椒　胎髮　川山甲　熟地黄　槐子

杏仁各一兩　當歸二兩　草蔴一百二十去皮　巴豆一百

二十去皮　黃蘗一兩去皮　木鱉五十箇去皮

右兩尖等二十二味俱㕮咀如麻豆大入香油內

浸春五夏三秋七冬十日　黃香十二兩　黃丹二斤水飛

澄火焙七次　阿魏　沉香　丁香　麝香　血竭

乳香　沒藥各三兩

右阿魏等八味俱爲細末

先將香油并藥入銅鍋內熬焦將藥鍋取溫冷用

生絹過淨將藥再熬下黄丹用槐柳等枝不住手
攪此時用燒火宜慢常滴藥在水中成珠不散入
黄香將鍋取下冷片時減火性乃下阿魏等八味
攪均用凉水一大桶將藥扳下水中一日換水一
次浸七日七夜去火力用時以滚水化開量疾大
小裁㭎綿紙貼效如神無德之人不可傳
歌曰　此方妙訣秘通僊　原自從師學道傳
　萬病無憂皆有効　命歸地府得復全

歌曰　内外俱醫識認眞　不憑診脉問元因
熬成神應攤貼上　一服時間利患身

治法　癰瘡初出　疽瘡初出　發背初出
疔瘡初出　瘰癧初出　無名腫毒初出

已上諸證初發一二日未成大患俱用此膏貼之火烘雙手熨一百五十餘手務要出汗其瘡即日消散若瘡出四五日已成腫硬内已有膿亦用此膏貼之拔出膿淨其瘡自然生肌平满

乾濕疥癬　諸般瘙痒　諸般風疹

已上諸證俱用此膏貼于臍中火烘雙手熨一百餘

手出汗

癩瘡腫膚

此證用膏貼之內加搗細末鱉一個貼臍中火烘雙

手熨一百餘手出汗

一切小瘡癬用此膏隨瘡大小貼用之

瘰癧腫硬用膏貼之火烘雙手熨五十餘手

肩背寒濕疼痛　腰腿寒濕疼痛

兩脚寒濕疼痛　脚氣牢心疼痛

巳上諸症俱用此膏貼之火烘雙手熨一百餘手

男子陽痿不起　女人陰痿瘦弱

男子遺精白濁　女人赤白帶下

男子元氣虚冷　女人子宫冷閉

男婦赤白痢疾

巳上諸證俱用此膏内加搗細木鱉一箇貼丹田火

烘雙手熨一百餘手

五癆七傷

此證男女俱貼肺腧肩井三里曲池火烘雙手熨一百餘手

男女痞塊

此證用麵作圈圍痞處內放皮硝一兩上用重紙蓋熨斗熨紙上令肉熱去其硝麵用此膏內加麝細木鱉一箇貼之以炭烘雙手熨一百餘手出汗

小男癖疾

此證不用硝麵止用此膏貼之火烘雙手熨二三十次覺腹內熱即止

左癱右瘓

此證用此膏內加搗細木鱉一箇貼丹田火烘雙手熨一百餘手患處仍服此藥三九好酒下

偏正頭疼

此一證男女俱貼臍內火烘雙手熨八十餘手

冷積攻心

照依積症大小攤貼火烘雙手熨六十餘手

舌脹

此證用此膏貼心中肺腧併心坎下三寸火烘雙手熨一百餘手出汗

酒積　酒後嘔吐　轉食瘤風

已上諸症俱用此膏貼肺腧兼心坎下二寸許火烘雙手熨六十餘手

風寒欬嗽　風熱欬嗽　癆病欬嗽

已上諸症用此膏貼肺腧火烘雙手熨七八十餘手出汗

打撲血凝

此症用此膏貼疼處如打撲虛腫火烘雙手熨一十餘手覺熱即止

胸膈不利　氣喘不止

此二症俱用此膏貼肺腧火烘雙手熨一百餘手

安胎不定

此症先用此膏臍內貼後用此膏內加搗細木鱉一箇貼丹田火烘雙手熨一百餘手

月經不通

此症用此膏貼陶康二穴骨上火烘雙手熨六十餘手

犬咬蛇傷蝎螫

此症用此膏貼之不許用手烘若用手烘作膿難好

春三月傷寒已過日期

用此膏貼臍上心坎下火烘雙手熨八十餘手

春三月傷寒未過日期

用此膏二兩半貼臍中火烘雙手熨六十餘手出汗

夏三月傷寒走黃結胸

用此膏二兩貼心次下火烘雙手熨八十餘手

秋三月傷寒兼赤白痢

用此膏二兩貼臍中火烘雙手熨九十餘手

冬三月傷寒兼赤白痢

用此膏二兩半貼臍中火烘雙手熨一百餘手

四季傷寒俱貼臍中酉時分貼一服時見效

服用

將前膏藥爲丸如梧桐子大蛤粉爲衣其藥可放半

年不壞愈久愈効每服三九各隨症引下

·發背瘡冷水下　血氣未通酒下

欬嗽綿裹噙化　纏喉風綿裹噙化

喉閉綿裹含化　　風赤眼山梔湯下

打撲傷損橘皮湯下　　腰膝疼痛塩湯下

唾血桑白皮湯下　　赤痢甘草湯下

白痢生姜湯下　　產後諸疾當歸湯下

赤白帶下當歸湯下

詩

常服肺凉諸病痾　宿垢留腸用此觸

日軟積開痰消癖瘕　大除胃熱保神全

四時無病常服照冬飲下

春養肝藏芎藭黄耆湯下　夏養心藏明子茯苓湯下

秋養肺藏赤小豆桔梗湯下　冬養腎藏蓯蓉茯苓湯下

四季養脾藏四引

春季芍藥湯下　夏季黄芩湯下

秋季茯苓湯下　冬季烏頭湯下

眼目雜症十一引

·眼盲暗密蒙花湯下　五輪眼井菊花湯下

内障眼疾石决明湯下　雲翳遮睛木瓜湯下

攀睛翳膜石决明湯下　雀目眼疾夜明沙仁湯下

・眼目咽喉病淡滚湯下　兩眼赤腫痛陳皮湯下

赤熱火眼黃連湯下　羞明怕日荊芥湯下

七十二種雜患眼椒湯下

風疾病症二十六對

頭眩目暈防風湯下　口眼歪邪語言不正酒下

頭風手足腰曲荊芥湯下　搖頭風金線重樓湯下

左癱右瘓熱黃酒下　風狂麝香硃砂湯下

暗風病症荊芥湯下　感風百節痛獨活湯下

偏正頭風清茶湯下　風濕痺病天門冬湯下

諸痺骨痛六一散下　風寒病症菖蒲湯下

風氣病茱萸湯下　驚癇風杏仁湯下

風狂癇病空心酒下苦丁香亦可　中諸風桃仁湯下管仲湯亦可

諸風疾荊芥湯下乾姜亦可　破傷風病黃蠟湯下

・心急風硃砂防風湯下　患後得風熱酒下

腸風瀉血當歸炒槐子湯下　膀胱腎氣茴香湯下

淋瀝 牛蒡子通草湯下　　病風 菝葜湯下

腸風痔漏 柯子湯下　　骨節拘急攣風寒濕痹症 白蒿荊芥湯下

傷寒病症六引

傷寒無汗 麻黃柴胡湯下　　傷寒有汗 桂枝芍藥湯下

時氣瘟疫 井花水下麻子仁亦可　　陽毒傷寒 黃連梔子湯下

陰毒傷寒 附子棗湯下酒亦可　　或痢發汗 生姜葱白湯下

一應寒熱五般瘧疾十四引

暑氣熱病 六一散調下　　寒冷病症 乳汁同煎下

大瘟疫熱病黃芩湯下　渾身壯熱砂糖湯下

虛熱竹葉柴胡湯下　熱病知母湯下

上焦熱大黃湯下　上焦虛熱薄荷桔梗湯下

寒熱瘧梅心白微湯下　下元虛冷熱黃酒下

冷物所傷艾醋湯下　傷重冷物羯羊肉湯下

五種黃病發冷沸湯下　五般癃疾東南桃枝湯下酒煎桃心亦可

五癆七傷遺精盜汗丸引

五癆七傷人參湯下陳皮湯亦可　七傷癆病金毛狗脊湯下

五種癆柴胡湯下黄耆梔子湯亦可　羸瘦黄虚疾乳香湯下

虚弱温酒下兎絲子亦可　癆疾脹滿黄耆柴胡湯下

四肢無力牛膝續斷湯下　氣煩甘草桔梗桑白皮湯下

虚弱羸瘦夜夢鬼交登高涉險遺精盗汗寒熱

往來温酒下

五積六聚癥瘕氣痃八引

癥積滿脹童便送下　年深積氣麻子仁湯下

五積六聚氣塊木香清皮湯下　積癖水氣當歸湯下

酒疸食黄茵陳梔子湯下黄栢亦可 酒食所傷隨所傷物下

積病牽牛湯下 痃癖氣塊熊胆湯下

十種水氣单腹蠱脹六引

遍身腫滿樟柳根湯下 十種水氣樟柳根湯下

十種十氣大戟桑白皮湯下 蠱氣病當歸湯下

蠱氣毒樟柳根湯下 单腹脹木香檳榔湯下

反胃噎食嘔吐酸水膿血十引

反胃噎食嘔逆木瓜湯下 胸中隔氣木香陳皮湯下

嘔吐不止病茯苓湯下　噎食病知母湯下

胸膈不快熱酒調陳皮厚朴下　脾胃不和懶食任湯下

冷吐酸水蓬术湯下　嘔逆病苦丁香湯下

心煩嘔吐白豆蔻湯下　吐血病小麥湯下木瓜綠漿湯亦下

欬喘痰涎十引

欬嗽痰逆神麯湯下　欬嗽痰涎生薑湯下

痰滯膈膨枳殼湯下　風痰涎吐槐角子湯下

風喘嗽血陳皮湯下　風嗽猪肉湯下

嗽上喘桔梗皮湯　嗽逆傷肺款冬湯下

嗽兼瀉川椒湯下　冷嗽生姜湯下

小腸疝氣腎氣不足並臍痛七引

小腸氣痛茴香湯下　疝氣痛肉蓯蓉湯下

風疝氣痛茱萸湯下　膀胱腎氣痛茴香湯下

腎氣不足粟米湯下　臍痛難忍牛膝湯下

・臍下痛酸棗仁湯下

腰脚膝疼痛九引

腰痛茯苓湯下　腰曲痛良姜荊芥湯下

腰痛牽牛威靈湯下　腰膝痛陳皮湯下

腰脚無力痛炒阿膠湯下　腰腸痛溫黃酒下

脚氣痛木瓜湯下　脚氣轉筋木瓜湯下

脚氣小腸痛茴香湯下

大小五般淋瀝症六引

淋漏秘澁牛膝湯下　膀胱淋痛牛旁子湯下通草赤茯

五般淋澁茅花根湯下　沙淋痛茜草根湯下

諸淋酸漿同酒下　陰隔不通瞿麥湯下

腸風臟毒茲痔漏五引

腸風痔漏柯子湯下　痔漏發痒漏蘆湯下

腸風瀉血當歸炒槐子湯下　臟毒下血陳皮湯下

腸癖膿血黃連湯下

癰疽發背疹癩疔腫十二引

・癰疽惡瘡黃耆湯下　發背瘡連翹湯下

惡瘡嘔吐丁香湯下　便毒牡蠣大黃湯下

瘰癧瘡 連翹湯下　　疔瘡疽 白芷湯下

黃水瘡疽 柳花湯下　　癬瘡發痒 蘆酢漿下

瘻瘤瘢積 夏枯草酢汁下　　遍身癬癩 防風荆芥湯下

十三種惡疔 地疔湯下　　打破傷損瘡 没藥湯下

口齒咽喉症十引

喉閉 谷精草湯下　　咽喉腫痛 桔梗湯下

口禁不開 白木湯下　　口內生瘡 井花水下

口瘡眼赤 卮子黃栢湯下　　牙痒齒氣 良姜湯下

牙齒出血當歸湯下　牙疼齒僵良姜湯下

霍亂吐瀉井花水下　心煩嘔吐白豆蔻湯下

小兒痘疹症二十一引

痘瘡未出升麻湯下亦芍藥亦可　疹瘡已出黄芪湯下

瘡出不痛金銀花湯下　瘡出腹脹枳殼湯下

疹後瀉痢甘草湯下　正出瀉痢白朮湯下

瘡出發冷麻黄湯下　瘡出壯熱大黄湯下

瘡出酷渴人參湯下　瘡出不食枳殼湯下

瘡出驚觸青黛湯下　瘡出喘喝黃連湯下

瘡黑陷人牙湯下　瘡入眼米泔水煎木瓜湯下

瘡收入腹雄黃湯下黃連亦可　瘡收飲水乾葛根湯下

瘡出發喘人參湯下　瘡出欬嗽五味子湯下

瘡後發熱連殼湯下　瘡後有瘡黃芪湯下

半出暫搐青黛湯下

小兒雜症二十六引

急驚風硃砂湯下　慢驚風青黛湯下

瘡癬 柯子 老米湯下　口瘡 柯子湯下 砂糖亦可
遍身瘡疥 金銀花湯下　臉上生瘡 黄芪湯下
頭際生瘡 黄連湯下　横眉瘡 香白芷湯下
乳癰病症 丁香湯下　肝臟風 荆芥湯下
馬脾風 薄荷湯下　眼赤腫痛 谷精草湯下
頭赤腫 牡礪湯下　胁赤腫痛 桔梗湯下
凡赤腫痛 黄芪湯下　頭頂疼痛 石膏湯下
背膊疼痛 竹葉湯下　脚心痛 燈草湯下

腦熱痛甘草湯下　腦風病升麻湯下

多唾不食枳殼湯下　食面所傷青皮湯下

鼻衄黃芪湯下　小兒脹蟲蘿蔔湯下

小兒夜啼黃連湯下　耳育濕炒黃柏湯下

婦人室女胎前產後症五十八引

產後敗血上衝生地黃薄荷湯下　產後惡物不止陳皮湯下

產後發汗井花水下　產後寒熱紅花湯下

產後虛勞熟黃酒下　婦人少乳樟柳根湯下

胎前產後乳香硃砂湯下　死胎不下葵菜湯下

死胎傷腹中紅花酒下　血閉烏梅湯下桃仁亦可

血漏病艾葉湯下　血山崩漏續斷湯下當歸亦可

血崩藥服不止五靈湯下　血妄流不止沉香湯下

干血氣當歸湯下　經脉不行血竭湯下

經脉不調豆蔻湯下　經脉不止地黄湯下

經脉太過肉桂湯下　血枯竭牛膝湯下

血氣不和當歸湯下　血多血少梅子仁湯下

血氣不升當歸湯下　血不依時香附子湯下

血熱多寒少連翹湯下　血結肉桂湯下

心神不定遠志湯下　血氣凝滯茴子仁湯下

血脾煎黃連湯下　墜血破故紙湯下

敗血沖心紅花湯下　多寒少熱炒甘草湯下

多熱多寒連翹湯下　痰熱柴胡湯下

增寒發熱麻黃湯下　五種癆症柴胡湯下

遍身痛茴香湯下薄荷亦可　身黃瘦麥門冬湯下

發困黃藥子湯下　面黃無力牛膝湯下

無精神麻子湯下　多思慮石斛湯下

夜眠不安硃砂湯下　欬嗽人參湯下

黃腫赤芍藥湯下　癥瘕病玄胡湯下

久冷積氣艾葉湯下　腹中痛乳香湯下

胎熱赤眼口瘡黃連湯下　傷食惡肉厚朴湯下

傷毒魚蒼术湯下　傷冷物丁香湯下

傷酒豆蔻湯下　傷果木陳皮湯下

傷菜蔬青皮湯下　傷豆子枳殼湯下
婦人懷孕煎艾葉湯下　婦人漏下當歸湯下
應雜症四十三引
心痛艾醋湯下乳香亦可　心痛作酸山茱萸湯下
急心痛枳殼湯下　心間熱病清茶下
心失蔽誤東南桃枝湯下　煩熱病梔子黃連湯下
煩渴病烏梅湯下　消渴病赤小豆茯苓湯下
傷胃咽渴瓜蔞湯下　飲食不消陳皮湯下

食少臓 陳皮湯下　五臟虛熱 温酒下

五臟虛冷 當歸湯下　五臟燥熱 巵子湯下

大便閉澁 熱大黄湯下　大小便不通 大黄湯下

脱肛病症 龍骨湯下　白痢熱 艾呉茱萸湯下

赤痢病 甘草湯下　五痺入痢 木香湯下

腹中有蟲 燈草通草下苦陳皮亦可　腹内血咬 樟柳根下

腹中脹滿 陳皮木瓜湯下　肚腹脹悶 烏梅湯下

腹臟霍亂 丁香湯下　百精殃鬼 升麻湯下

邪氣吐涎槐花湯下　　氣投鬼精木香湯下

不伏水土黄酒下　　悞吞銅鐵黄酒下

山嵐瘴氣黄酒下　　癭瘤連翹湯下

癭血蟲蛀甘遂湯下　　兩脇刺痛熱黄酒下

惡刺痛唾津調搽好　　鼻紅桑白皮湯下

夢中出溺兎絲湯下　　耳内蟬鳴牽牛茱萸湯下

耳聾雞冠花湯下　　喘息紫蘇子湯下

摟骨茯苓湯下　　霍亂吐瀉井花水下合香湯亦可

白濁病症下

姜湯

加味解肌湯附

柴胡　川芎　羌活　枳殼　桔梗　防風

茯苓　黃芩　甘草　半夏　白芷　細辛

右用姜三片葱白三根熱服

老人服加味紫蘇飲附

紫蘇　川芎　白术　陳皮　乾葛　黄芩

芍藥　砂仁　甘草　柴胡　麥門冬

右用姜一片葱白二根熱服　以上謝惟清方

柴胡三稜飲百九七　治小兒食積

柴胡　神麯　黃芩　莪朮　人參　三稜

枳實　陳皮　半夏　烏梅　青皮　茯苓

厚朴　檳榔　甘草

右用姜二片草果三瓣煎服　張小兒方

黃連磨積丸百九八　栢鄉張大尹傳尹山東人名延庭濱州人

治一切痰飲痰積積聚拂鬱脇下悶倦懶惰飲食

不消或吐逆惡心眩暈怔忡時作時止用之如神

黄連一兩内五錢吳茱萸同炒五錢益智仁同炒去二味不用止用連

梔子炒去秀　青皮去穰　川芎　蒼术米泔浸七日

桃仁去皮尖　白芥子酒浸炒各五錢　香附子童便浸炒

莪术酒浸炒　山查肉　萊服子炒研即蘿蔔子

白术以上各一兩　三稜用西安者佳一兩五錢

右爲細末量用湯浸蒸餅爲丸梧桐子大每服五七十丸茶湯白湯任下未丸時先杵千餘下

蘇合丸百九九

犀角二兩用尖　丁香二兩　片腦二兩大片的一方用一兩

香附子二兩　安息香二兩眞正的　麝香二兩一方一兩

明天麻二兩　沉香二兩　白朮二兩　檀香二兩

蘇合油二兩　木香二兩陸的　蓽撥二兩　硃砂二兩

訶子肉二兩　乳香二兩一方用一兩　白豆蔻肉二兩

白烏二兩　蜜糖六斤一方用五斤　黃蠟三十斤

金箔一百片

抱龍丸附

枳殼一兩　琥珀一兩五錢　天竺黄一兩五錢　枳實一兩

黄檀香一兩五錢陸的　清河參一兩五錢人參　淮山藥十兩

茯神二兩五錢又一方用白茯苓　甘草三兩　牛黄一錢二分一方用一錢

牛膽南星一兩三錢一方用一兩　麝香二錢五分一方不用

珍珠一兩五錢成顆者一方用五錢　明天麻一兩一方不用

蟾蝎五錢去頭足淨一方不用　眞姜蚕一兩去頭足一方不用

金箔四百片爲衣　蜜六斤一方用二斤半　黄蠟二十斤

牛黄丸附

羚羊角一兩 白茯苓一兩五錢 防風一兩五錢 薄荷葉二兩

犀角二兩二錢 阿膠一兩七錢 牛黄一兩四錢

甘草五兩 白芍藥一兩五錢 麥門冬一兩五錢去心

黄芩一兩五錢 神麯一兩五錢 白斂七錢 人參二兩五錢

肉桂一兩七錢 芎藭一兩二錢 乾姜八錢 白术二兩七錢

麝香一兩 片腦一兩 雄黄八錢 淮山藥七兩

桔梗一兩二錢 柴胡一兩二錢 杏仁一兩三錢

大豆黃卷一兩七錢　當歸一兩五錢　蒲黃二兩五錢
金華棗一百二十箇　金箔一千二百片
蜜糖六斤　黃蠟四十斤

活絡丹附
牛黃二錢五分　片腦一錢五分　麝香五錢　人參一兩
犀角五錢　白花蛇二兩　烏稍蛇二兩　黑附子一兩
烏藥一兩　白豆蔻一兩　青皮一兩　白茯苓一兩
香附一兩　當歸一兩五錢　骨碎補一兩　麻黃二兩

川芎二兩　兩頭尖二兩　白朮一兩　羌活二兩
防風二兩　全蝎二兩　天麻二兩　玄參二兩
威靈仙一兩半　白芷二兩　草豆蔻二兩
血竭七錢半　黄芩二兩　黄連二兩　地龍五錢
大黄二兩　熟地黄二兩　木香二兩陸的　沉香二兩陸韵
丁香一兩　乳香一兩　没香一兩　安息香一兩
細辛一兩半　乾薑一兩半　赤芍藥一兩　姜蠶一兩
天竺黄一兩　烏椒一兩　虎骨一兩　藿香二兩

甘草二兩　硃砂一兩　官桂二兩　松香五錢
何首烏二兩　金箔四百張　酥油一兩　黃蠟四十斤
蜜糖十一斤

梁木灣傳藥方附

琥珀一兩五錢　天竺黃一兩六錢　枳實一兩二錢
檀香一兩六錢　人參一兩五錢　山藥十兩　茯神一兩六錢
粉草三兩三錢　牛黃一錢二分　牛膽南星一兩八錢
麝香三錢或二錢五分　珍珠五錢　白朮四兩五錢　硃砂

四兩二錢 金箔一百五十片 蜂蜜六斤 黃蠟三十斤

加天麻三兩

右琥珀抱龍丸方全料計此藥可製八百顆每顆

藥內一錢貳分 大約價銀一十五兩

經驗肥兒丸二百 以下二方醫官陶國佐呈

神麯微炒 麥芽炒 山藥 山查煮軟去核

水仙子以上各五錢微炒 陳皮洗淨 青皮去囊

枳殼去囊麯炒 前胡去蘆以上各二錢 蒼朮米泔水夜浸日曬乾

日爲度　白术蚌粉炒　半夏姜汁夜浸日晒七日爲度

使君子去殼微炒　宣黄連去蘆　砂仁　當歸身以上七味各二錢　人參一錢五分　胡黄連　石蓮肉二味各一錢　甘粉草七分

右各味精製爲細末用晚米糊爲丸如小粟米大每二三分或四五分陳米湯下或稀粥調和米湯俱可服下

經驗蟾酥五疳丸附

南木香去粗皮　青皮去瓤　肉豆蔻麵包煨　蘆薈

麥芽炒　神麯炒　山查煮軟去核

千金子去殼搥油以上八味各三錢　即續隨子　蟾酥取真的一

錢五分　白朮蛤粉炒　宣黃連去蘆各二錢

尖檳榔一錢

右各味精製爲細末用陳米粉丸如粟米大稀粥

或米湯吞送下三分或四分如神効驗

金不換三七經驗仙方謝

三七出自粵西惟右江南等州蠻峝地名爲最處于險峻山谷之間眞味似人參每莖上七葉下三根故名三七重擬良金又名金不換又名血見愁專治血歸經絡効最莫比今將治法開具于後

一治金刃箭傷跌跛傷損血出不止自嚼少許罨患處即愈

一治婦人赤白帶下每服用一錢研末溫酒送下

一治吐血用一錢自嚼茅花煎湯或米湯送下

一治男婦傷寒口齒不開將生姜擦齒用姜湯調三錢服

一治婦人產後敗血作疼用一錢或五分艾葉煎湯老酒研末送下自嚼亦可

一治男婦被打傷青腫不消用一錢嚼細塗患即消

一治男婦害眼十分沉重不開用一錢嚼爛塗眼外一宵即愈 醫鑑云水磨塗眼眶

一治男婦紅白痢疾用一錢研末木香黃連煎湯或

米泔水送下

一治蛇傷虎傷用一錢磨細酒送　餘嚼塗患立効

一治畏人下蠱毒先嚼一錢過毒即返神效

一治男婦喉瘋单雙鵝頭用一錢爲末塩酒送下

一治男婦心氣疼痛量年久近用二錢或一錢爲末

溫酒調下或自嚼酒送下亦可

一治小兒痘疹用一錢蜜水滚熱服下

一治男婦血淋用一錢燈草姜湯送下

一治婦人血山崩量年遠近研末一錢用淡白酒或米湯服一二次即愈

一治腸紅下血用四物湯加三七五分服最効或用槐角煎湯或空心用温酒服

一治杖傷或刃破淤血取三七隨傷大小咀嚼罨之即愈行杖時先服一錢亦可使血不沖心杖後尤宜屢服之

一治男婦生無名腫毒或癰疽等瘡疼痛不止一二

錢研細塗上痛即止或初成或未成以好米醋磨塗即散

牙牀腫痛因食辛熱之物致以下牙床腫痛屬手陽明之藥 二百一

當歸　黄連　生地黄　升麻各三分

牡丹皮　防風　白芷各二分半

右用水一碗半煎至七分食後服

揩牙散 二百二

細辛　石膏　故紙　熟地黄　地骨皮各一两六錢

龍骨二两　防風　旱蓮草　青鹽　當歸

猪牙皂各一两　川椒　白芷各六錢　沒石子一對

香附子六錢

痢症藥附

當歸身酒洗一錢　川芎一錢五分　白芍藥酒浸一錢五分

熟地黄酒洗一錢　人參一錢　白术米泔水浸一宿剉片土炒五分

乾姜炒黑三分　陳皮去白五分　升麻三分　實條黄芩

炒三錢槐花炒一錢阿膠炒成珠八分砂仁三分

甘草炙五分黄芪蜜炙一錢五分

右用姜三片棗三枚水一碗半煎至七分空心服渣再煎服

秘方附

鳳尾草八兩要近水者佳龍鳳藤四兩

鴨脚金星草三兩車前草二兩

右四草俱端午日取者神効五月内取亦効餘月

不効取來陰乾俱剉爲粗末聽後開製度如病急

生草煎服亦効

如肚疼附

當歸一兩五錢　砂仁一兩　木香五錢　赤芍藥五錢

右四味共用水四大碗煎至一碗半去渣將汁拌

前四草晒乾再拌以前藥汁盡爲度晒極乾磁罐

收貯如用時每服五錢水一鍾入銅杓内浸少刻

攪令匀放火上煎二滾俱要滾到中心即取起濾

去渣再用水一大鍾煎至中心五滚濾渣餞服

痢後重用附

滑石末炒一兩五錢　枳殼五錢　梹榔五錢

芍藥生五錢　黄芩五錢

右晒乾煎服俱如上法

如白痢附

·白朮一兩　白茯苓一兩　滑石炒一兩　陳皮一兩

如紅痢附

當歸一兩五錢　川芎一兩五錢　桃仁一兩

加紅白相兼　附

當歸七錢五分　川芎七錢五分　桃仁七錢五分

沙滑石五錢　陳皮五錢　蒼术五錢

加白痢久胃弱氣虛或下後未愈減者用二百三

黄芩三錢五分　黄連三錢五分　芍藥三錢五分　黄芪五錢

陳皮二錢　砂仁二錢五分　白术七錢五分　白茯苓五錢

乾薑火炙二錢五分

如紅痢久胃弱血虛或下後未愈臧者用附

黄芩二錢五分 黄連二錢五分 當歸五錢 川芎五錢

陳皮五錢 熟地黄五錢 白朮七錢五分 阿膠珠五錢

如血痢用附

當歸 川芎 桃仁 生地黄 槐花

炒黑乾姜 陳皮各五錢 阿膠珠 白朮

炒側栢葉各七錢五分

如赤黑相兼仍小便赤澁附

本通　澤瀉　茯苓各一兩　山梔五錢

附　如痢久而後重不去此大腸墜下用一方以槐葉煎湯蒸之効

條芩　升麻各一兩

附　如嘔吐食不下用

石膏一兩五錢　山梔仁炒五錢　陳皮

軟白扁豆各一兩

右晒拌煎服悉同上法

此方妙甚但難於得藥與倉卒未易製耳許龍此

嘗稱其以半劑醫一禁口痢余曰何謂半劑曰止服一次持去渣不與服也恐難卒辦後金華散亦妙。

金華散 二百四 專治紅白痢疾久不愈者服之神効

椿白皮 一兩臭者佳去粗皮取皮向東南者 松花 三錢

地榆 二錢 乾荷葉 二錢用貼水葉去邊留中陰乾

右四味各爲極細末每服三錢紅痢蜜調白痢黑沙糖調紅白相雜蜜與沙糖調後加温湯少許空

心服忌麵食葷腥油膩物

此方南郡織造牛內相每以施人亦不知其爲異也巳未歲臨淮侯太夫人年巳七旬偶患噤口飲食不能進者三五日矣子孫爲治後事牛織造聞之饋以前藥初服卽覺少解再服而愈矣

瘧方　附

人參五分如虛加七分或加一錢　白朮有汗二錢無汗一錢

白茯苓　柴胡有汗一錢無汗二錢　甘草炙腹脹三分不脹不用

半夏姜製七分　草果有食五分食多七分無食不用　黄芩泡□寒熱均七分寒多五分熱多一錢　薄桂二分　煨生姜寒熱均三片寒多五片熱多不用

右用水一鍾半煎八分臨發前空心温熱服感輕一服感重二三服不拘男女老幼四五年老瘧無不效者藥皆平平但君臣佐使得宜耳

此方余試之妙在審症的確加藥即應手而愈嘗醫一日間瘧調寒熱均服三劑不效細詢乃熱多

於寒也改服二劑全愈矣

又瘧方 附

陳芽茶一兩　白扁豆炒一兩　各爲極細末

飛羅極細麵二兩炒黄色　南星選極大者二箇

右將二南星根上各挖開一孔取白礬四錢研爲末裝入孔内兩星孔口相對合用線札定泥封固炭火煅存性取出研爲細末共前藥和勻每臨發日空心用茶調大人服四分五厘未冠者止服三

分十歲以下者止三分六七歲者一分五厘量人虛實大小斟減惟姙婦不可服慎之慎之

范屏麓王應天試出場稱徐賓吾帶藥末一錢愈三瘧疾其方出寧國許上舍余走書懇得之即此方若嫌其峻厲備之以應下人亦好吾儕專用前方可也

松梅丸方

松脂細末一斤買通明潔淨松脂揀去雜物用長

流水煮以銅鍋用桑柴爲薪煮化撈去雜物將冷水加入釜中撈起如造糖一樣搭于木椿擀跌待冷硬如前再煮再擀跌三次即用桑柴火炭火淋汁再煮三四次却入無火酒煮化入冷水取起如前擀跌冷硬換酒再煮如是酒煮六七次又用長流水再煮三四次擀跌色白味不苦澁爲度研末秤足一斤爲一料懷慶乾生地黄十兩去浮木并梗硬者不用將好酒浸三日夜撈起同梨熟烏梅

内入石臼内搗膏極爛如泥淨烏梅肉六兩將烏梅一二斤搗損去核用温水洗三次晒極乾秤足大兩淨用酒拌蒸五次同生地黄搗半日極爛即將松脂細末徐徐入膏内一面搗一面慢慢加入松脂搗五六千下看軟硬得宜爲圓硬則少少加酒再搗軟則擦和爲圓丸爲圓如梧桐子大每早空心服二錢飲酒者酒送下不飲者米湯塩湯送下漸漸加入一分加至二錢五分止

加味滋陰大補丸二百五 主養血養氣滋腎水固元
陽添精髓壯腰膝潤膚體育心神久服多子駐顔
延年

甘州枸杞子揀去枝蒂酒拌蒸四兩　沙苑蒺藜酒洗蜜酒拌蒸三兩
當歸身酒洗三兩　人參去蘆一兩　黃芪蜜炙二兩
山藥人乳拌晒三次二兩　白茯苓去皮漂去筋膜人乳拌晒三次二兩
山茱萸水洗去核童便拌晒二兩　牡丹皮酒洗去心二兩
懷生地黃酒洗二兩　懷熟地黃酒洗二兩　天門冬水洗

去心二兩　麥門冬水洗去心二兩　黃蘗川秋石入酒炒褐色一兩五錢

知母川秋石入酒炒褐色一兩五錢　龜板酒洗酥炙二兩

杜仲去粗皮姜汁炒斷絲二兩　牛膝去蘆酒洗同黑豆蒸二時去豆二兩

補骨脂酒浸蒸二兩　鹿角膠四兩　兎絲子水淘去炒酒浸蒸搗成餅焙乾二兩　肉從蓉酒洗酥炙一兩五錢

瑣陽酒浸酥炙一兩二錢　虎脛骨酒浸酥炙二兩

右各爲細末先以丸角膠用無灰好酒鎔開和煉蜜爲丸如梧桐子丸每服三錢空腹微鹽湯送下

溫酒亦可

參朮啓脾丸 二百六 主補脾胃益元氣壯精神化痰涎靈飲食久服肥健延年

人參 去蘆二兩　白朮 麩皮炒四兩　黃芪 蜜炙二兩

白茯苓 去皮二兩　山藥 微炒二兩　甘草 炙五錢 一

陳皮 去白一兩　黃連 炒八錢　法製半夏粉 一兩

砂仁 一兩　神麯 炒五錢　白芍藥 炒一兩

山查肉 一兩　藿香 水洗三錢　麥門冬 炒取末五錢

右各爲細末煉蜜爲丸如梧桐子大每服二錢白
湯下空腹食遠皆可服

以上二方寧波府鄞縣醫生錢雷送呈

固齒烏鬚補腎兼治牙疼方二百七

當歸一兩酒浸洗　川芎一兩水泡洗　熟地黄一兩酒浸洗

白芍藥一兩紙包煨　川牛膝一兩去蘆酒洗　甘枸杞一兩

香附子一兩五錢鹽水浸透　荆芥穗八錢洗淨

雪白石膏一兩五錢　青鹽一兩

右十味共爲細末用磁礶或鉛盒收貯每早[illegible]
手擦牙久漱藥水或吐或嚥到老不疼不落甚妙

又治牙疼煎藥方 附

羌活 獨活 柴胡 桔梗 甘草 川芎
細辛 石膏 大黄煨 赤茯苓 黄芩酒炒
山梔子炒 黄栢炒 黄連酒炒 連翹
升麻 前胡

右十七味等分每劑用生姜一片燈心十莖餘根本

一鍾半煎七分食遠温服

羊肝餅八二百 專治小兒驚積左脇下有塊女人血瘕發熱瘦弱若積塊在右爲食積宜貼阿魏膏不宜喫此餅

黑羯羊肝一具去筋膜切成方寸塊中間剖開相連白术一兩米泔浸一宿切成咀陳壁土炒黄色爲細末一兩左顧大牡蠣一箇重一斤者炭火煆通紅候冷爲細末一兩真黄蠟一兩溶化開入前藥二味攪匀乘熱成餅照肝塊數目如肝塊大其餅重二錢小者重一錢五分

右將蠟餅夾於肝內用竹葉包裹以線縛之入新沙鍋中以水掩一寸入粟米五六合煮以米熟爲度候冷去竹葉任小兒食之一須二三塊夏月將餅繫於井中勿令色變味臭小兒不肯食也重者不過一肝二肝輕者數塊則熱止七日後則積消腹軟矣

治天泡瘡 二百九 用小紅棗一枚入砒一錢燒胡爲末入水花硃三分初發井花水調付破者乾摻掩

者揭蓋點入神效

洽眼方二百一十 迎風流淚一切患眼疾無不效者

黄連三兩 黄芩二兩 黄栢

右用水一碗浸二宿將好爐甘石六兩炭火燒紅淬水九次埋土五七次取起研淨末二兩用珍珠硃砂瑪瑙海漂硝各五分氷片麝香各二分朴硝一分細研點眼精妙入神

洗點眼附 用黄連防風等分濃煎取膏再入芒硝白

礬等分澄清去汁仗者點眼妙

洗眼神効 附 五月五日午時取銀杏葉陰乾每用十片將無根水一鍾煎至八分淨器收起值日洗面後即温此水洗目不致間斷洗及一年盲者復明

洗目日期

正月初八　二月初十　三月初五　四月初一

五月初五　六月初七　七月初八　八月初八

九月初十　十月初十　十一月初九　十二月二十一

閏月如前月日期

法製陳皮二百一十二

如陳皮四兩去白　用人參一兩　青塩五錢　柿霜二錢

甘草二錢　烏梅二錢　一方用秋石一兩

除陳皮餘藥水煎去渣取汁浸皮其渣再煎取汁

浸盡焙乾用

又方附能解氣寬鬱止嗽

如廣陳皮一斤潤去白　用甘草四兩　烏梅肉四兩

青鹽四兩　如咳嗽用訶子一兩

右藥用水四碗煎至三碗澄清晒乾清晨用

消毒方二百一十二

番木鱉一錢油炒　乳香七分炙去油　木香七分

麝香五厘　川山甲一錢炙蘇

右藥共研細末或爲丸壯年者二次服寡弱者作

三次服

敷腫毒方附

無殼蜒蝣　萬年灰　鮮魚

共搗爛塗患處即愈

治寒温等瘡二百一十三

飛丹四錢　黄連五錢　蒼术五錢　松香五錢

兒茶一錢　輕粉五分

右為極細末用生葱頭十根搗爛加香油調如膏用樟樹葉攤以隔葉貼一二日再換如痛者加乳香没藥各五分先用桑葉葱頭煎湯候温洗淨貼

膏

滸堂跌閃損折藥方二百一十四

乳香　沒藥各一錢　大黃二錢　巴豆肥人二粒半瘦人一粒半

右爲細末或煉蜜爲丸或末調服服時用姜三片桃仁十粒去皮尖葱白連鬚三根共搗碎入好酒一中和勻去滓待五更熱酒調服前藥再用好酒盞量飲之或見血片或見黑水爲效即以紅米溫粥止之

又方下瘀血附

歸稍　川芎　赤芍　烏藥　蒼术　青皮

陳皮　枳殼　紅木　紅花　桃仁　肉桂

大黃

水二中煎八分空心服查再煎

跌損方附　用猴姜爲末和老米飯搗爛罨患處

清金益壽丹二百一十五

玄參一兩用堅實去稍水洗淨風乾爲細末　貝母二兩大者以水洗淨去心

五味子五錢用北新鮮者　栢子仁五錢以井水浸去油再以水淨之
桔梗一兩用米泔洗去頭稍風乾　丹參二兩去根稍忌鐵器杵爲末
麥門冬四兩大者洗淨去心風乾　白茯苓二兩雲間白者以人乳浸風乾
蒲黃一兩以五錢生用以五錢用新瓦微炒　硃砂一錢五分
右爲末留栢子仁隨末同研煉蜜丸如龍眼大以
金箔爲衣五更時噙一丸或午後夜飯後亦可
雞蘇餅二百一十六　清上焦潤咽膈生津液化痰降火
止嗽能醒酒解酒毒

雞蘇薄荷淨葉三兩　紫蘇葉五錢　白葛粉一兩
烏梅肉二兩五錢另研如泥　檀香二錢　硼砂五錢
柿霜四兩　白冰糖八兩
右爲極細末，入片腦一分五厘，再研和勻，入煉蜜得中，印成櫻桃大餅子，每服一丸，噙化，不俱時。

治產後心風二百一十七　爲之神不守舍，發顛狂者
甘遂三錢　硃砂二錢　豬心血爲丸，金箔爲衣，老酒下。

産後惡露不通幾死者急用家下灶内鍋臍黑霜刮來熱酒吞下如無好酒短水白酒亦可一灶香時即下忌口要緊 附

産後尿胞墜落者用松脂一斤搗碎好酒四碗煎作二碗作三四次服即愈 附

治痢二百一十八 用木香黄連等分爲末蜜丸如梧桐子以陳米湯空心肚服二三十丸日再服極効

久痢不愈 附 用廣木香方圓一寸川黄連五錢剉碎

用水一鍾半入前藥煎至水乾去黃連碎剉焙乾爲末分作三服一服陳皮湯下次服陳米湯下三服甘草湯下全愈

又方 附 用生姜一兩細切如麻豆好茶一兩以水三碗煎至二碗听服之極効

血痢 附 用好乾姜燒烏爲末每服一錢米飲下

治遍身瘋痛 二百一十九 用白鳳仙花樹煎湯湯内加老酒一二鏇湯用多浴浴出即愈

治遍身走瘋附

光烏三錢炒　白芷一錢五分炒　香附一錢五分炒

獨活一錢五分

右爲細末臨臥時溫酒調下前藥末每用三分噙

口勿令泄氣藥盡則愈

治痘毒二百二十　用生白菓搗爛不拘多寡加黄丹一

二錢罨之即愈

治痞積二百二十一

矮牛膝根二兩 蝦蟆酸草一兩 沉大麥一兩炒焦黃色

加酒藥五錢同炒

用好生酒二碗煎將好再加大酒二碗共煎成二碗將雄黃末一錢入藥服渣再煎加好酒三碗

治便毒二百二十二 用槐米炒黃爲末雞蛋清調敷即以管仲二兩矬青塩一錢二分好水酒煎空肚服

便毒不收口附 用烏魚尾貼之日換二次即愈

治癧症二百二十三 若日日來者用膠棗一枚去核入

草麻子仁三粒清心温酒嚥下如間月者加麻仁二粒如三四日者如倒加之爲妙

小便不通諸藥不效悶亂欲死者急以甘遂五錢爲細末用凉水調如膏敷臍下丹田穴再以甘草節五錢煎湯垂服汁至臍下即通矣此急救之良訣也二百二十四

治牛中暑二百二十五　用胡麻苗搗汁灌之即愈無苗即用麻子三四兩搗爛和井水調勻灌之

史國公百病無憂藥酒　專治風癱半身偏枯手足拘攣不堪行步若飲一升手能梳頭服二升足能屈伸有力服三升語言舒暢行步如故服四升肢體通煖百節遂和舉步如飛其效如神

防風二兩去蘆　秦艽二兩　當歸三兩　萆薢三兩

羌活三兩　鱉甲二兩酥炙　川牛膝二兩去蘆　虎脛骨二兩酥炙

白朮二兩　油松節二兩杵碎　杜仲三兩姜汁拌炒去絲

晚蠶沙三兩炒黃色　蒼耳子四兩搥碎

乾茄根八兩飯上蒸　枸杞子五兩炒

或用加烏頭尤妙

右㕮咀布袋盛貯用好酒三十五斤以罈裝將藥入罈内浸之蜜封罈浸十四日入水鍋煮熟入土埋三日夜去火毒清晨午後各服五七鍾大有補益老年染患尤宜